# TRAITEMENT DU
# PALUDISME

## PAR L'

# HECTINE

### par le D<sup>r</sup> SCHOULL

Ex Médecin Chef de l'Hôpital civil français de Tunis
Lauréat de l'Académie de Médecine

PARIS

A. MALOINE, ÉDITEUR

25-27, RUE DE L'ÉCOLE-DE-MÉDECINE, 25-27

1911

# TRAITEMENT DU
# PALUDISME

PAR L' 

# HECTINE

par le D<sup>r</sup> SCHOULL

Ex Médecin Chef de l'Hôpital civil français de Tunis
Lauréat de l'Académie de Médecine

PARIS
A. MALOINE, ÉDITEUR
25-27, RUE DE L'ÉCOLE-DE-MÉDECINE, 25-27

1911

# INTRODUCTION

Depuis quelques années, les conquêtes de la thérapeutique sont d'une importance extrême, grâce aux recherches incessantes de quelques savants. Et cependant, une maladie semblait posséder depuis longtemps son remède spécifique; depuis, en effet, que la quinine était employée comme traitement du paludisme et antidote de l'infection malarienne, il pouvait sembler qu'aucun autre agent thérapeutique n'arriverait à la supplanter. Associée, surtout dans la forme chronique, aux sels arsenicaux anciennement employés, la quinine paraissait réaliser le traitement idéal de la malaria. Peu à peu, cependant, les sels arsenicaux, qui constituaient au début une médication complémentaire, ont prédominé et, comme on va le voir, semblent destinés à détrôner la quinine. La thèse extrêmement intéressante du Docteur E. Roques (de Toulouse) (1), faite sous l'inspiration du Professeur Lemanski, directeur de l'Hôpital civil français de Tunis, apporte sur cette question des documents précieux, et met en lumière l'action merveilleusement efficace d'un agent thérapeutique récent, l'Hectine (paramino-phénylarsinate de soude), découverte par le Docteur A. Mouneyrat.

Avant de résumer les travaux du Docteur Roques, il semble utile de retracer, en quelques mots, le traitement général du paludisme : ainsi que nous l'avons dit plus haut, ce traitement semblait se condenser, il y a quelques années à peine, en un médicament spécifique, la quinine (sulfate, chlorhydrate) que l'on administrait en pilules, solutions, etc.; un sensible progrès dans l'application de ce remède a été son emploi en injections hypodermiques et mieux intra-musculaires, dont l'effet, de beaucoup supérieur au traitement par la bouche, a été mis en lumière surtout par les travaux de Lemanski, Schoull, Drouillard, Marini, etc. Les sels de quinine, administrés à propos et à doses suffisantes, venaient le plus souvent à bout des accidents palu-

---

(1) 1911.

déens, aigus tout au moins; mais ils ne parvenaient pas toujours
à enrayer l'infection malarienne chronique, ou empêcher le
fâcheux retentissement, sur l'état général, de cette intoxication,
si fréquente surtout et si meurtrière parfois dans les pays tro-
picaux, et à qui nos colonies même rapprochées, l'Algérie et la
Tunisie, paient un si lourd tribut. Aussi l'arsenic et ses dérivés
ont-ils rapidement été associés au traitement par la quinine et le
quinquina. Nous ne mentionnerons ici que pour mémoire tous les
adjuvants utilisés en pareil cas, toniques sous toutes les formes,
médications externes, opothérapie, diététique spéciale, hydrothé-
rapie, cures thermales. Les arsenicaux, sous forme d'acide arsé-
nieux en granules ou en solution (liqueur de Boudin), l'arséniate
de soude (Pearson), l'arsénite de potasse (Fowler) se sont, pendant longtemps, partagés la faveur des médecins. Puis sont venus
les dérivés arsenicaux organiques, le cacodylate, le méthylarsinate de soude; après avoir été classés au rang d'adjuvants thé-
rapeutiques, ces nouveaux agents ont, par une évolution assez
rapide, eu tendance à supplanter les sels de quinine et prendre
la première place dans le traitement du paludisme; pour le
méthylarsinate surtout, quelques auteurs n'hésitaient pas à en
affirmer la supériorité sur la quinine dans le paludisme aigu :
à tort certes, car des recherches très sérieuses et suivies faites
à ce sujet (Schoull) ont démontré l'insuffisance du cacodylate et
du méthylarsinate de soude comme traitement de l'accès fébrile,
leur reconnaissant toutefois une indéniable efficacité comme
modificateur favorable de l'état général, aidant beaucoup à l'action de la quinine. Toutes ces tentatives ont eu cependant une
suite heureuse, car elles ouvraient une voie nouvelle, et, par une
évolution progressive, ont amené le triomphe du traitement arsenical dans le paludisme, grâce à la découverte de Mouneyrat.

Les recherches si intéressantes du Docteur E. Roques méritent
d'être prises en très sérieuse considération. Il ressort de ses travaux des remarques très importantes : et d'abord l'action antiparasitaire et les effets antithermiques de l'Hectine sont nettement mis en lumière; de plus, on peut se rendre compte, par
l'examen des courbes thermiques, que l'Hectine est le seul agent
(bien supérieur en cela non seulement aux autres composés arsenicaux, mais à la quinine elle-même) qui amène une défervescence absolue de la température, en l'espèce l'hypothermie relative : en effet, dans la convalescence de toutes les maladies infectieuses, dans le paludisme, dans la fièvre de Méditerranée, une
température même de 37°, qui semble normale pourtant, est
toujours un signe que la maladie n'a pas terminé son évolution;
pour que, dans ces conditions, la température soit normale, en
un mot, il faut qu'elle soit pour ainsi dire hyponormale, n'attei-
gnant pas 37°, même le soir. On a cherché plusieurs fois à attirer
l'attention sur ces faits, faciles à confirmer du reste (Schoull).

4

*Et combien suggestive est la constatation faite par le Docteur E. Roques, dans tous les cas observés, de l'augmentation rapide des globules rouges sous l'influence de l'Hectine qui porte, en quelques jours parfois, le nombre des hématies de 3.500.000 à 5.500.000, en élevant proportionnellement leur richesse en hémoglobine!*

*Une autre constatation, infiniment précieuse, est l'augmentation des leucocytes, dont le nombre est plus que doublé après quelques injections d'Hectine. Cet appoint rapide à la résistance phagocytaire de l'organisme explique, dans le paludisme, le relèvement de l'état général, le coup de fouet vigoureux donné à la nutrition, ayant pour conséquence l'augmentation du poids, du taux des urines, la rétrocession de l'hépato-splénomégalie : mais il éveille aussi une indication nette à employer l'Hectine dans toutes les maladies infectieuses. Et qui sait si la fièvre de Méditerranée, si rebelle à toute thérapeutique, ne serait pas facilement justiciable de l'Hectine.*

*Enfin, et chose très importante aussi, l'Hectine, quoique supérieure comme efficacité, a une teneur arsenicale plus faible que ses congénères.*

*Les conclusions du Docteur E. Roques sont fermes : il rejette l'atoxyl de la thérapeutique antipaludéenne, et adopte, pour toutes les formes du paludisme, l'Hectine de Mouneyrat.*

*En somme, l'Hectine de Mouneyrat, dont la remarquable efficacité dans la syphilis est incontestable, non seulement est appelée, comme dit le Docteur Roques, « à prendre rang dans la thérapeutique antimalarienne », mais semble destinée à y tenir le premier rang.*

*Et si, ce qui est probable, son action phagogène se manifeste favorablement dans les autres maladies infectieuses, ces fleurons ajoutés à sa couronne confirmeront à l'Hectine ce qu'elle est déjà, un nouveau triomphe pour la science française.*

# OBSERVATIONS

### OBSERVATION I
#### (*Thèse de* REHM.)

Mlle M..., dix-neuf ans, aucune atteinte antérieure de paludisme, arrivait en France il y a six mois. Amenée à ma consultation la première fois, le 25 novembre 1910, pour des fièvres à type nettement intermittent avec frisson initial et datant du 10 novembre. Etat général peu satisfaisant, amaigrissement, inappétence. Teint jaunâtre, typique. Langue bonne. Rien aux organes, sauf une hypertrophie de la rate, d'ailleurs légèrement douloureuse. Le diagnostic de paludisme s'imposait. L'étiologie pouvait résider dans ce fait que la famille M... habitait une maison dans une rue en voie de percement, où l'on exécutait des travaux de terrassement. Un tuyau d'égout, crevé durant ces travaux, avait donné passage aux eaux qui stagnèrent quelques jours en cet endroit, sous un soleil encore très chaud. De nombreux moustiques furent remarqués, à la suite, dans deux ou trois maisons avoisinantes.

1° Injection d'*Hectine* le 25 novembre.

Accès très léger le 26, beaucoup moins intense que les précédents.

2° Injection le 27.

3° Injection le 29.

Depuis, aucun accès; j'ai revu la malade le 12 décembre, l'état général est excellent, l'appétit est totalement revenu, le teint subictérique a complètement disparu et la rate a repris son volume normal. Dans ce cas, on ne peut invoquer l'action de la quinine, la jeune M... n'en ayant jamais absorbé.

### OBSERVATION II (*Personnelle*)

André Na..., trente ans, tonnelier, né à Alger.

Aucune maladie antérieure. Accomplit son service militaire dans le Sud-Oranais où il ne contracte aucune maladie et n'a, durant cette période, aucun accès fébrile. Au début du mois d'octobre, le malade fait à pied un long trajet de Philippeville à Tunis. A partir de la frontière algéro-tunisienne, il boit presque quotidiennement une eau bourbeuse, saumâtre, puisée dans des flaques stagnantes. Entré à l'Hôpital civil français de Tunis. Le 28 novembre, à six heures du soir, accès, t. 39°4. Injection de bichlorhydrate de quinine, 1 gr. 50 centigrammes. Le 29, nouvel acccès un peu moins intense, t. 39°. Le 30, à cinq heures du soir, t. 39°6. Injection de 0 gr. 20 centigrammes d'*Hectine*. A onze heures du soir, la température est descendue à 38°5. Le 1ᵉʳ décembre, à cinq heures du matin, t. 37°9; à neuf heures, 36°8. Apyrexie durant neuf jours. Le 9 décembre, à dix heures du matin, nouvel accès typique avec les trois stades de frisson, chaleur et sueurs particulièrement abondantes, t. 40°2. Aucune médication. Le 10 décembre, à neuf heures du matin, t. 38°; le soir du même jour, à six heures, t. 40°6. *Hectine*, 0 gr. 15 centigrammes en injection intrafessière. Pas de douleurs consécutives, ni empâtement, ni inflammation d'aucune sorte. Le 11 décembre, à neuf heures du matin, t. 37°6; le soir, même température. Après une légère ascension à 38°, le matin du 12, l'apyrexie se produit et se maintient jusqu'au 21, soit neuf jours.

L'examen du malade, à son premier accès, donne les résultats suivants :
Foie un peu gros, dépasse par son bord inférieur d'environ deux doigts le

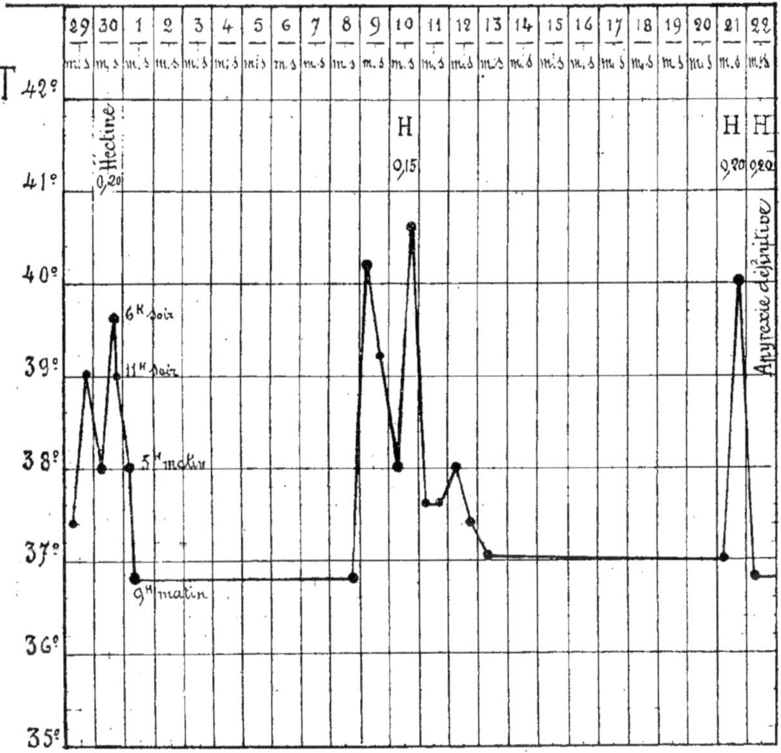


rebord costal; douleur à la pression à ce même niveau. Rate un peu grosse, ne dépasse pas cependant l'arc costal et ne peut être perçue qu'à la percussion qui demeure indolore. Autres organes normaux.

L'analyse des urines, pratiquée le 10 décembre, donne les réultats suivants :

| | |
|---|---|
| Quantité des urines des 24 heures...... | 1,500 gr. |
| Réaction ............................... | alcaline. |
| Coloration ............................. | jaune foncé. |
| Phosphates ............................ | en quantité moyenne. |
| Sucre ................................. | néant. |
| Albumine ............................. | néant. |
| Pigment .............................. | rouge brun. |
| Urée totale........................... | 15 gr. |
| Chlorures ............................ | 12 gr. |
| Pigments biliaires.................... | néant. |

Etat général satisfaisant, appétit un peu diminué, asthénie légère généralisée. Poids, 65 kilogr. L'examen du sang recueilli la veille, au moment de l'accès, par piqûre de la pulpe du médius, donne les résultats suivants :

8

Nombreuses petites hémamibes non pigmentées en prédominance manifeste.

Hémoglobine ......................... 48 0/0.
Hématies ............................ 2,690,000.
Valeur globulaire ................... 0,899.
Leucocytes .......................... 4,800.
Rapport globulaire .................. 1/654.

Le sero-diagnostic de Widal, ainsi que celui de Wright, faits à l'Institut Pasteur, restent tous deux négatifs.

Le 21 décembre, à cinq heures du soir, nouvel accès, t. 40°. On fait aussitôt une injection sous-cutanée d'*Hectine* (cette injection fut faite par inadvertance par un aide inexpérimenté) au niveau de la face externe de la cuisse. Pratiquée dans l'épaisseur du derme, elle détermine l'apparition d'une eschare grande comme une pièce de 2 francs, qui s'élimine et est guérie dix jours après. Les 22, 23 et 24 décembre, on fait quotidiennement une injection intramusculaire de 0 gr. 10 centigrammes du composé arsenical. Le lendemain de l'accès, soit le 22 décembre, la température du matin n'est plus que de 37°, celle du soir 36°8. L'apyrexie se maintient jusqu'à la sortie du malade, le lundi 16 janvier 1911. L'examen du sang, recueilli le 21 décembre, deux heures après le début du frisson, donne les résultats suivants :

Hématozoaires ...................... nombreux.
Hémoglobine ........................ 82 0/0.
Hématies ........................... 3,950,000.
Valeur globulaire .................. 0,963.
Leucocytes ......................... 5,250.
Rapport globulaire ................. 1,752.

Examen de l'urine le 22 décembre :

Quantité des 24 heures.............. 1,950 gr.
Réaction ........................... acide.
Coloration ......................... claire.
Phosphates ......................... peu abondants.
Sucre .............................. néant.
Albumine ........................... néant.
Urée totale......................... 16 gr.
Chlorures .......................... 13 gr. 2.
Pigments biliaires.................. néant.

Poids du malade le 20 décembre, 64 kilogr.

Du 26 décembre au 4 janvier, l'état général s'améliore, l'appétit a en grande partie reparu, les forces reviennent, et le malade nous prie instamment de lui faire une série de piqûres. Il n'a plus son teint terreux, ses joues et ses conjonctives se sont colorées. Poids, le 4 janvier : 62 kilogr.

L'examen du sang, fait le 5 janvier, soit onze jours après la dernière injection d'*Hectine*, nous donne les résultats suivants :

Hématozoaires ...................... disparus.
Hémoglobine ........................ 88 0/0.
Hématies ........................... 4,500,000.
Valeur globulaire................... 0,977.
Leucocytes ......................... 5,800.
Rapport globulaire ................. 1/817.

Nous effectuons, le 14 janvier, un nouvel examen du sang du malade et nous constatons les heureux effets suivants :

Hématozoaires ...................... absents (1).
Hémoglobine ........................ 98 0/0 (2).
Hématies ........................... 5,950,000.
Valeur globulaire .................. 0,823.
Leucocytes ......................... 6,800.
Rapport globulaire ................. 1/875.

---

(1) Les préparations de sang, en vue de la recherche des hématozoaires, ont été toutes fixées à l'alcool-éther, colorées par le réactif de Giemsa, et examinées à l'immersion.

(2) Nous nous sommes servis, pour le dosage de l'hémoglobine, de l'hémoglobinomètre de Gowers.

D'autre part, un examen des urines, effectué le 12 janvier, par notre ami
le Docteur ROUQUIÉ, avait donné :

| | |
|---|---|
| Quantité des 24 heures | 2,200 gr. |
| Réaction | légèrement acide. |
| Coloration | citrine. |
| Phosphates | néant. |
| Sucre | néant. |
| Albumine | néant. |
| Urée totale | 29 gr. |
| Chlorures | 17 gr. |
| Pigments biliaires | néant. |

L'état général du malade, à la sortie, est excellent. Son appétit est tout
à fait revenu, son teint est rosé et il pèse 68 kgr. 500 grammes. Il nous
quitte, nous promettant de nous donner de ses nouvelles. En effet, nous
recevons, le 28 janvier, une lettre d'Alger où il a été rapatrié. Il n'a pas eu
d'accès et continue à bien se porter.


## OBSERVATION III (*Personnelle*)

### FIÈVRE QUARTE

A. Bou..., terrassier, à...

Antécédents héréditaires et collatéraux sans intérêt. Le malade contracte,
à six ans, la fièvre typhoïde. Reste indemne de toute maladie durant son
service militaire. Est impaludé en 1909, à Bône, où il était employé aux
travaux de terrassement entrepris dans les environs de cette ville; il boit,
sollicité à plusieurs reprises par une chaleur intense et un labeur très
pénible, une eau souillée puisée dans une fontaine voisine. Ses premiers
accès nécessitent son séjour à l'hôpital où il est traité par la quinine administrée par la bouche sous forme de cachets dosés à 0 gr. 50 centigrammes;
il en prend ainsi deux par jour, soit, une dose quotidienne de 1 gramme de
bichlorhydrate de quinine. Il ne présente pas, durant son hospitalisation,
de troubles viscéraux graves; une céphalée légère et un amaigrissement peu
accusé s'améliorent et disparaissent rapidement; aussi reprend-il son travail
deux jours à peine après sa sortie de l'hôpital où il n'a séjourné que huit
à neuf jours environ. Cependant, la fièvre ne tarde pas à se rallumer, et
souvent, pendant son travail, le malade fait de petits accès dont le fastigium
thermique a lieu le plus souvent vers deux heures de l'après-midi. Le chan-
gement de région (le malade va exercer son état à Béja) n'influe pas sur
l'évolution de l'affection, et, durant sept ou huit mois dans l'année, il est
obligé d'interrompre son travail. Le 5 décembre 1910, après avoir toute la
journée porté en bras de chemise, en plein vent et pluie, de lourds moellons
de pierre, notre malade est envahi par un frisson très intense, il claque des
dents et arrive à l'Hôpital civil français de Tunis, le visage rouge et conges-
tionné, le pouls tendu et rapide, se plaignant d'une soif intense et réclamant,
avec ténacité, de l'eau fraîche pour humecter ses lèvres desséchées. Il est
aussitôt admis au n° 18 du Pavillon H.

A l'examen, rate grosse et douloureuse, le foie dépasse sur la ligne mamelonnaire d'environ deux doigts le rebord costal droit, sur la ligne médiane
xiphoïdo-symphysienne; son bord antérieur douloureux se trouve situé à
environ deux travers de doigt au-dessus de l'ombilic. Autres organes normaux. Diarrhée.

La température, le 5 décembre, à cinq heures et demie du soir, est à 40°,
On fait une injection musculaire de 1 gr. 50 centigrammes de bichlorhydrate
de quinine dans l'une des deux fesses; la température baisse, le lendemain 6,
à 38°, mais remonte le soir à 39°8. Aucune injection n'est faite ce jour-là.

10

Le 7, t. 39°2, à dix heures du matin, et 37°2, le soir, à six heures. L'apyrexie
se maintient le 8 et le 9. Le 6 décembre, un échantillon de sang est prélevé,
une partie est envoyée à l'Institut Pasteur. Nous nous en réservons une
petite quantité. Voici le résultat de notre examen :

Hématozoaires nombreux, quelques croissants et leucocytes mélanifères.
Hémoglobine ....................... 58 0/0.
Hématies ........................... 3,450,000.
Valeur globulaire ................... 0,840.
Leucocytes ......................... 4,200.
Rapport globulaire ................. 1/821.

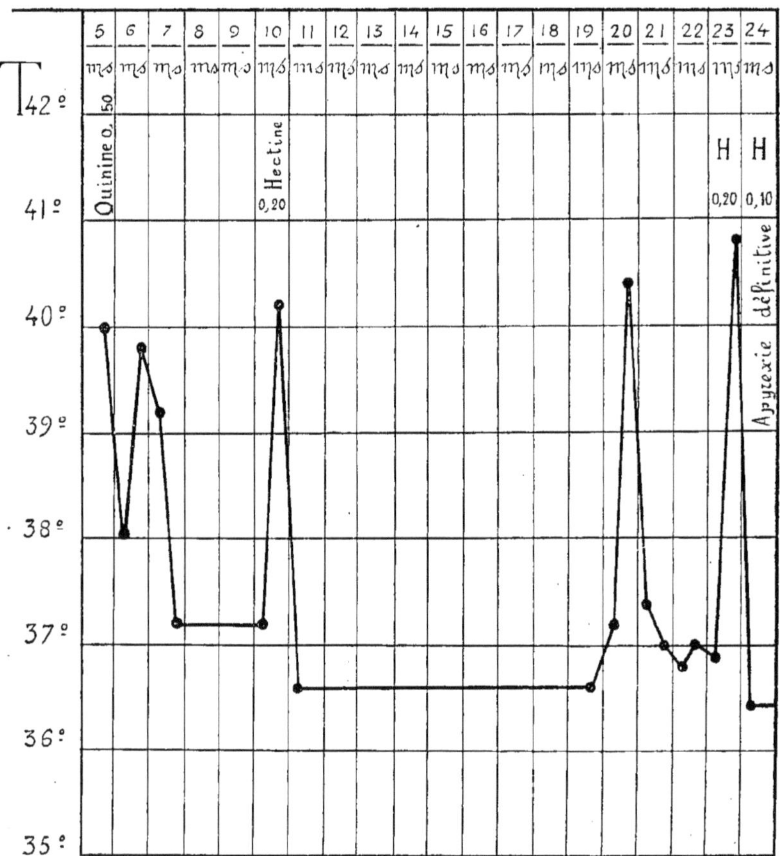



Le sero de WRIGHT et celui de WIDAL sont tous deux négatifs.
Le 10, à cinq heures et demie du soir, accès sans frisson, t. 40°2. On fait
une injection intra-musculaire dans la fesse de 0 gr. 20 centigrammes
d'*Hectine*. La température prise le 11, à neuf heures du matin, n'est plus
que de 36°6. Une deuxième injection de 0 gr. 10 centigrammes, cette fois
encore, est faite le 11. L'apyrexie se maintient jusqu'au 20 décembre.

11

Lors du deuxième accès du 20 décembre, un examen du sang donne les
résultats suivants :

Très nombreux hématozoaires et de taille moyenne.

| | |
|---|---|
| Hémoglobine | 50 0/0. |
| Hématies | 2,950,000. |
| Valeur globulaire | 0,847. |
| Leucocytes | 3,800. |
| Rapport globulaire | 1/776. |

Le 11 décembre, il n'existe presque plus d'hématozoaires dans le sang.
L'examen des urines, fait le 17 décembre, donne :

| | |
|---|---|
| Quantité des 24 heures | 1,400 gr. |
| Réaction | alcaline. |
| Coloration | jaune clair. |
| Phosphates | en petite quantité. |
| Sucre | néant. |
| Albumine | néant. |
| Chlorures totaux | 10 gr. |
| Urée totale | 12 gr. |
| Pigments biliaires | néant. |

Le 20 décembre, accès typique avec ses trois stades, t. 40°4. Aucune
médication. Le lendemain, la température baisse brusquement à 37°4, mais,
après deux jours d'apyrexie, nouvel accès (confirmation de la quarte à
40°8). Injection intra-fessière d'*Hectine* à la dose de 0 gr. 20 centigrammes.
La température baisse le 21, pour ne plus remonter, à 36°4. Trois nouvelles
injections de 0 gr. 10 centigrammes sont faites quotidiennement les 24, 25
et 26 décembre. Le 23 décembre, l'examen du sang, retiré par piqûre de la
pulpe du médius, a dénoté de nombreux hématozoaires.

Un examen des urines, fait la veille de ce jour, a donné :

| | |
|---|---|
| Quantité des 24 heures | 1,200 gr. |
| Réaction | légèrement acide. |
| Coloration | citrine. |
| Phosphates | abondants. |
| Sucre | néant. |
| Albumine | néant. |
| Chlorures totaux | 6 gr. |
| Urée totale | 10 gr. |
| Pigments biliaires | néant. |

Un examen du sang, pratiqué le 28 décembre, fournit les résultats suivants :

| | |
|---|---|
| Hématozoaires | disparus. |
| Hémoglobine | 70 0/0. |
| Hématies | 3,600,000. |
| Valeur globulaire | 0,975. |
| Leucocytes | 4,500. |
| Rapport globulaire | 1/800. |

L'apyrexie obtenue le 23 décembre se maintient encore le 30 janvier.
Le poids du malade, de 56 kgr. 200 le 10 décembre, atteint 59 kilogrammes
le 3 janvier; le 30 janvier, il est de 64 kilogrammes; le 8 février, il
est encore à 64 kilogrammes. Les 1, 2, 3 janvier, injection quotidienne de
0 gr. 10 centigrammes d'*Hectine*. L'état général est excellent et le malade,
interrogé par nous, nous répond « n'avoir jamais autant mangé ». Le 4 janvier, un dernier examen des urines donne :

| | |
|---|---|
| Quantité des 24 heures | 2,300 gr. |
| Réaction | alcaline. |
| Coloration | claire. |
| Phosphates | néant. |
| Sucre | néant. |
| Albumine | néant. |
| Chlorures totaux | 15 gr. |
| Urée totale | 23 gr. |
| Pigments biliaires | néant. |

12

Enfin, un examen du sang, pratiqué le 25 janvier 1911, nous donne les bons résultats que voici :

Hématozoaires ...................... disparus.
Hémoglobine ....................... 95 0/0.
Hématies .......................... 5,550,000.
Valeur globulaire ................... 0,855.
Leucocytes ........................ 9,500.
Rapport globulaire ................. 1/584.

Le malade sort guéri le 10 février.


## OBSERVATION IV *(Personnelle)*

Marcel Jeg..., dix-huit ans, infirmier.

Frère atteint de paludisme depuis trois ans. Pas d'antécédents morbides personnels. Impaludé à quinze ans. Le malade a, tous les quatre jours, des accès diurnes dont l'acmé thermique a lieu le soir, vers les cinq heures, et où la température atteint 39°, 39°5, parfois 40°. Ces accès durent chacun environ trois ou quatre heures avec un frisson très court, mais un long stade de chaleur. Le malade prend de la quinine par la bouche sous forme de solution. Sous son influence, les accès diminuent de fréquence, et, au lieu de revenir de façon régulière tous les quatre jours, le malade obtient des périodes d'apyrexie de huit à dix jours environ. Mais, cependant, le malade maigrit de plus en plus, son teint devient terreux, ses forces disparaissent et l'appétit diminue lui aussi très fortement.

L'infection, cependant, diminue d'intensité, et, après trois mois de fièvre, le malade paraît guérir.

Le 17 décembre, nouvelle recrudescence; un accès à 40°, suivi bientôt de deux accès semblables à 39°5 et 39°8, oblige le malade à rentrer à l'Hôpital civil français, où il est admis le 19 décembre.

Jeune homme amaigri, très pâle, foie très gros, dépassant de deux larges travers de doigt le rebord costal, au niveau de la ligne mamelonnaire, et dont le bord antérieur, au niveau de la ligne xiphoïdo-symphysienne, est situé à deux doigts au-dessus de l'ombilic; rate à pôle inférieur perceptible dans l'hypocondre gauche; autres organes intacts; langue saburrale et diarrhée; tels sont les résultats que nous révèle l'examen du malade à son entrée dans le service.

La température, le soir du 19 décembre, à cinq heures, est de 37°4. Aucune médication n'est instituée. Régime lacté.

Le 20 décembre, à huit heures et demie du matin, accès typique, t. 39°6. Nous ne faisons aucune injection. Nous nous bornons à réchauffer le malade au moment de son frisson et à calmer sa soif intense durant le stade de chaleur qui, d'ailleurs, ne dure qu'un quart d'heure environ. Nous faisons une prise de sang au début de son accès et nous l'examinons. Voici ce que nous constatons :

Nombreuses petites et moyennes hémamibes fortement pigmentées.
Hémoglobine ....................... 67 0/0.
Hématies .......................... 4,150,000.
Valeur globulaire ................... 0,809.
Leucocytes ........................ 5,000.
Rapport globulaire ................. 1/830.
Séro-diagnostic de Widal et Wright... négatifs.

Les 21 et 22 décembre, apyrexie.

Le 23 décembre, à cinq heures du soir, nouvel accès, t. 39°9. Pas de quinine, pas d'arsenic.

Le 24 et le 25 décembre, apyrexie.

Le 25 décembre, un examen des urines donne :

Quantité totale des 24 heures.......... 1,300 gr.
Réaction ............................... neutre.
Coloration ............................. foncée.
Phosphates ............................. abondants.
Sucre .................................. néant.
Albumine ............................... néant.
Chlorures totaux ....................... 8 gr.
Urée totale ............................ 10 gr.
Pigments biliaires...................... néant.

Le 26 décembre, à six heures du soir, accès, t. 39°5. L'expectation est interrompue et nous pouvons poser très nettement le diagnostic de quarte. Nous pratiquons une injection intra-musculaire d'*Hectine* de 0 gr. 75 centigrammes. Les 27, 28 décembre, on pratique encore une injection de 0 gr. 10 centigrammes du composé arsenical.

La température tombe, le 27 décembre, à neuf heures du matin, à 36°. L'examen d'un échantillon de sang, prélevé au moment de l'accès de la veille, donne :

Hématozoaires en très grand nombre.
Hémoglobine ........................... 53 0/0.
Hématies............................... 3,350,000.
Valeur globulaire ..................... 0,790.
Leucocytes ............................ 3,600.
Rapport globulaire .................... 1/936.

L'apyrexie, obtenue le 27 décembre, se maintient jusqu'au 11 janvier, soit une quinzaine de jours; à signaler un petit crochet le 5 janvier à 37°4. Le 11 janvier au soir, accès, t. 39°2. *Hectine*, 0 gr. 20 centigrammes. Le malade devient apyrétique les jours suivants. On fait encore, le 12 et le 13 janvier, une injection quotidienne de 0 gr. 10 centigrammes d'*Hectine*.

Un examen des urines, fait le 2 janvier, avait donné :

Quantité totale des 24 heures.......... 1,500 gr.
Réaction ............................... alcaline.
Coloration ............................. citrine.
Phosphates ............................. néant.
Sucre .................................. néant.
Albumine ............................... néant.
Chlorures des 24 heures................ 13 gr. 5.
Urée totale ............................ 19 gr. 2.
Pigments biliaires..................... néant.

Un examen hématologique, d'autre part, fait le 4 janvier, soit sept jours environ avant le dernier accès, fournit les résultats que voici :

Hématozoaires, disparus dans le sang périphérique.
Hémoglobine ........................... 88 0/0.
Hématies............................... 5,300,000.
Valeur globulaire ..................... 0,830.
Leucocytes ............................ 9,200.
Rapport globulaire .................... 1/565.

Le malade reprend des forces, son teint perd sa pâleur et devient rosé, son appétit s'améliore. Il pèse maintenant 63 kgr. 500, réalisant ainsi un gain de 7 kgr. 500 en vingt jours environ, son poids, deux jours après son entrée, étant de 54 kilogrammes.

L'examen des urines, fait le 24 janvier, donne comme résultat :

Quantité totale des urines des 24 heures 2,100 gr.
Réaction ............................... neutre.
Coloration ............................. claire.
Phosphates ............................. néant.
Sucre .................................. néant.
Albumine ............................... néant.
Chlorures des 24 heures................ 14 gr. 5.
Urée totale ............................ 26 gr. 9.
Pigments biliaires..................... néant.

14

Malgré notre conseil contraire, le malade sort un peu prématurément, mais dans un état très satisfaisant, le 15 janvier 1911, nous promettant de nous donner de ses nouvelles ainsi que la primeur de sa récidive fébrile. Il ne nous a pas encore fait ce présent, aujourd'hui 31 janvier, soit seize jours depuis sa sortie du service.

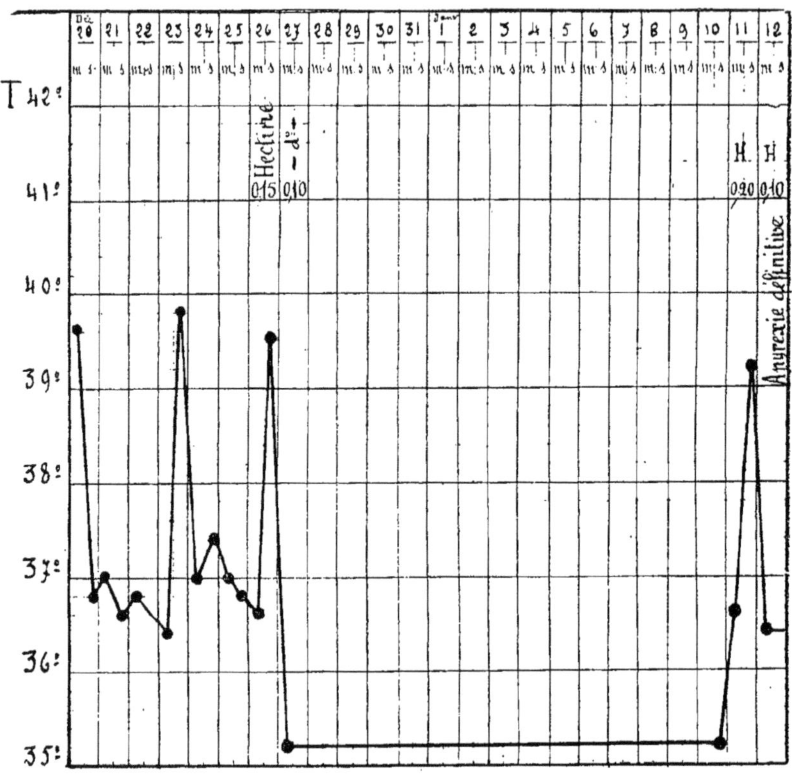


## OBSERVATION  V  (*Personnelle*)

Ch..., dix-huit ans, épicier, né à Soukahras, département de Constantine.

Mère impaludée. Cinq frères tous paludéens, le plus jeune d'entre eux est atteint d'un paludisme violent avec accès pernicieux fréquents

Le malade est impaludé à Gardimon (Tunisie) pour la première fois, à l'âge de quatorze ans. Accès fébriles revenant tous les trois jours, durant environ trois mois et réapparaissant après une période de repos relatif de quatre mois environ. Durant sa seizième année, le malade se dérobe à la fièvre et jouit d'une santé relativement bonne. A l'âge de dix-sept ans, une recrudescence de son paludisme se produit. Des accès pernicieux graves éclatent qui nécessitent l'administration de nombreuses injections intra-musculaires de quinine. A seize et à dix-sept ans, notre malade doit séjourner à Tunis pour subir, à l'Institut Pasteur, un traitement antirabique. Les médications diverses ont été imposées à notre jeune malade. C'est ainsi qu'il a eu recours alternativement et constamment, sans succès d'ailleurs, aux

15

préparations d'atoxyl, à l'aristochine, à la cryogénine etc., etc... Contre son
anémie progressive, ont été prescrites toutes les préparations ferrugineuses
et autres. L'amélioration passagère ne s'est jamais maintenue. Désespérant
de jamais guérir, il vient à l'Hôpital civil français où il est reçu au n° 29
du Pavillon H, le 15 novembre 1910.

Nous constatons, à notre premier examen fait le premier jour de son
entrée dans le service, que notre jeune malade est très amaigri. Son teint
brun a des tons pâles et mats, ses yeux sont cerclés de noir, ses jambes se
dérobent sous lui, et, à tout instant, il paraît prêt à défaillir. Nous passons
en revue ses organes. Le foie est douloureux et augmenté de volume, son
bord antérieur dépasse de trois travers de doigt environ le rebord costal
droit; sur la ligne médiane xiphoïdo-symphysienne, il est à un travers de
doigt au-dessus de l'ombilic. A l'intersection du rebord costal droit et du
bord externe du muscle droit de l'abdomen, le point vésiculaire est très
sensible. La rate, douloureuse à une percussion légère, laisse sentir aisément
son pôle inférieur dans l'hypocondre gauche. La langue est saburrale, des
nausées fréquentes incommodent beaucoup le malade qui souffre, en outre,
d'un flux diarrhéique très abondant. L'appétit est à peu près nul. Une céphalée gravative intense défend au malade de goûter, durant la nuit, un repos
réparateur. Le 18 novembre, accès fébrile avec deux stades seulement de
chaleur et de sueur, le frisson très court et peu intense passant presque
inaperçu, t. 39°4. On fait une injection de 0 gr. 10 centigrammes d'*Hectine*
seulement. La température, le lendemain, baisse à 36°4, mais cette apyrexie
n'est pas de longue durée, car, le 20 novembre, un nouvel accès plus intense,
avec température à 39°6, se produit. On fait une deuxième injection du composé arsenical à la dose cette fois de 0 gr. 20 centigrammes. La température
baisse à 36°6, le lendemain 21, mais monte le soir du même jour à 38°2.
L'apyrexie, à part deux légers crochets, le 24 à 37°6 et le 30 à 37°2, se maintient à partir du 22 novembre au 6 décembre. Une série de piqûres quotidiennes, à 0 gr. 10 centigrammes chaque, est faite les 23, 24 et 25 novembre.
Lors de l'accès du 18 novembre, on fait un prélèvement de sang, et voici
le résultat que donne son examen :

```
Hématozoaires nombreux de petite et moyenne taille avec croissants très
      nombreux aussi.
Hémoglobine  ........................    45 0/0.
Hématies............................    2,300,000.
Valeur globulaire ...................    0,978.
Leucocytes  .........................    2,900.
Rapport globulaire .................    1/793.
```

L'examen des urines, fait le 20 novembre, donne :

```
Quantité totale des 24 heures..........    1,100 gr.
Réaction ............................    légèrement acide.
Phosphates .........................    abondants.
Sucre  .............................    néant.
Albumine  ..........................    traces.
Chlorures des 24 heures.............    4 gr. 2.
Urée totale ........................    10 gr. 5.
Pigments biliaires : réaction de Gmelin positive.
```

Le 28 novembre, soit après cinq injections d'*Hectine* dont la dose totale
égale 0 gr. 60 centigrammes, un examen du sang fournit les résultats que
voici :

```
Hématozoaires très peu nombreux et de recherche difficile.
Hémoglobine  .......................    49 0/0.
Hématies............................    3,150,000.
Valeur globulaire ...................    0,777.
Leucocytes  .........................    3,500.
Rapport globulaire .................    1/900.
```

16

Un nouvel examen des urines, pratiqué dix jours après le précédent,
soit le 30 novembre, donne :

| | |
|---|---|
| Quantité totale des 24 heures.......... | 1,400 gr. |
| Réaction ........................... | légèrement acide. |
| Coloration ......................... | brune. |
| Phosphates ......................... | abondants. |
| Sucre ............................. | néant. |
| Albumine .......................... | néant. |
| Chlorures .......................... | 5 gr. 2. |
| Urée .............................. | 17 gr. 3. |
| Pigments biliaires : réaction de Gmelin positive | |

L'examen du sang, fait le 4 décembre dernier, donne, d'autre part, les
résultats suivants :

| | |
|---|---|
| Hématozoaires peu nombreux, et quelques croissants. | |
| Hémoglobine ....................... | 59 0/0. |
| Hématies........................... | 4,200,000. |
| Valeur globulaire ................... | 0,702. |
| Leucocytes ......................... | 4,900. |
| Rapport globulaire ................. | 1/857. |

Le 6 décembre, accès, t. 39°6. *Hectine*, 0 gr. 20 centigrammes. Le 7 décembre, la température baisse à 36°2, mais remonte, le soir à cinq heures,
à 38°6. Injection d'*Hectine*, 0 gr. 10 centigrammes. Le 8, à cinq heures et
demie du soir, t. 37°4. *Hectine*, 0 gr. 10 centigrammes. L'apyrexie est obtenue
le 9 décembre. Elle va persister jusqu'au 18 décembre. Le 14 décembre, soit
six jours après la terminaison de l'accès précédent, un examen des urines
donne :

| | |
|---|---|
| Quantité des 24 heures................ | 1,900 gr. |
| Réaction ........................... | alcaline. |
| Coloration ......................... | claire. |
| Phosphates ......................... | néant. |
| Sucre ............................. | néant. |
| Albumine .......................... | néant. |
| Chlorures des 24 heures.............. | 14 gr. 1. |
| Urée totale ........................ | 21 gr. 8. |
| Pigments biliaires : réaction de Gmelin négative. | |

Le 18 décembre, à quatre heures du soir, accès, t. 39°8. *Hectine* en injection intra-musculaire dans les fesses, 0 gr. 20 centigrammes. Le 19, t. 36°2
à neuf heures du matin; le soir du même jour, à sept heures, t. 38°8. Le 20,
à dix heures du matin, t. 36°; le soir, t. 38°4. Le 21, t. 36°4 le matin, 37°2
le soir. Le 22, apyrexie. Le 23, accès léger le soir, à 38°2. Le 24, apyrexie qui
se maintient jusqu'à la sortie du malade. Les 19, 20 et 21 décembre, une
injection quotidienne de 0 gr. 10 centigrammes d'*Hectine* est faite dans les
muscles fessiers. Une nouvelle série de piqûres quotidiennes à 0 gr. 10
centigrammes est faite les 28, 29, 30 et 31 décembre.

L'examen du sang, le 18 décembre, date du dernier accès, donne :

| | |
|---|---|
| Hématozoaires de taille moyenne avec quelques croissants. | |
| Hémoglobine ....................... | 52 0/0. |
| Hématies........................... | 3,550,000. |
| Valeur globulaire ................... | 0,732. |
| Leucocytes ......................... | 4,275. |
| Rapport globulaire ................. | 1/823. |

Un nouvel examen, pratiqué le 7 janvier, donne :

| | |
|---|---|
| Hématozoaires ...................... | néant. |
| Hémoglobine ....................... | 92 0/0. |
| Hématies........................... | 5,200,000. |
| Valeur globulaire ................... | 0,884. |
| Leucocytes ......................... | 8,300. |
| Rapport globulaire ................. | 1/626. |

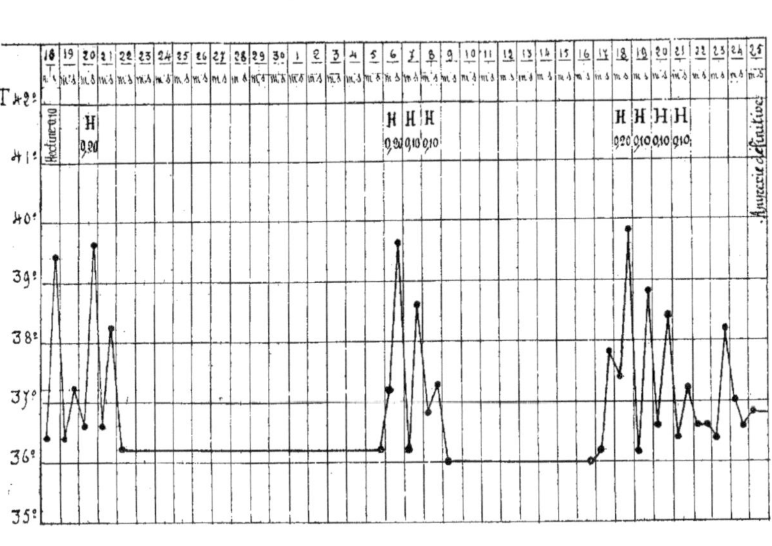

T 42°
41°
40°
39°
38°
37°
36°
35°
18 19 20 21 22 23 24 25 26 27 28 29 30 1 2 3 4 5 6 7 8 9 10 11 12 13 14 15 16 17 18 19 20 21 22 23 24 25
H
0.20
H H H
0.20 0.10 0.10
H H H H
0.20 0.10 0.10 0.10
Apyrexie définitive.

Un examen des urines, fait le lendemain, soit le 8 janvier 1911, fournit
les résultats suivants :

```
Quantité totale des 24 heures..........   2,200 gr.
Réaction ...........................      alcaline.
Coloration .........................      jaune clair.
Phosphates .........................      néant.
Sucre ..............................      néant.
Albumine ...........................      néant.
Chlorures des 24 heures.............      17 gr. 7
Urée totale ........................      29 gr. 6.
Pigments biliaires : réaction de Gmelin négative.
```

L'état de notre malade a été s'améliorant de jour en jour. Son poids,
le 24 novembre, était de 59 kilogrammes; il atteignait, le 5 décembre,
61 kgr. 200 grammes; le 15, 62 kgr. 500 grammes; le 2 janvier, 64 kilogrammes; le 11 janvier, veille de sa sortie, 67 kgr. 400 grammes. Le malade
nous quittait guéri le 13 janvier, ayant gagné durant son séjour à l'hôpital,
8 kgr. 400 grammes.


## OBSERVATION VI *(Personnelle)*

Albert C..., sept ans, né à...

Pas d'antécédents morbides. Impaludé à six ans à Zaghouan. Est atteint
d'accès fréquents au début et revenant tous les cinq jours environ. Est
soigné par la quinine administrée par voie buccale sous forme de solution.
Est indemne de tout accès durant les mois de mai, juin et juillet, mais la
fièvre reparaît en septembre. Les accès sont de longue durée avec un frisson
très intense, un stade de sueurs profuses et une hyperthermie variant entre
40° et 41°. Le 15 novembre, il nous est amené à l'Hôpital civil français, il
est reçu au Pavillon des Enfants. Son examen dénote un foie douloureux
peu augmenté de volume, une rate aisément sensible à la percussion, mais
non perceptible à la palpation dans l'hypocondre gauche. Les autres organes
sont normaux, mais l'anorexie, l'amaigrissement et l'asthénie sont très accu-
sés. Le soir de l'entrée du petit malade, éclate un accès violent, t. 40°8. Nous
faisons, dans la fesse, une injection intra-musculaire d'*Hectine* à la dose
de 0 gr. 05 centigrammes. Le 16, à neuf heures du matin, t. 37°4. L'apyrexie
se produit et dure quatre jours. Un examen du sang, pratiqué avec du sang
prélevé au moment de l'accès, nous permet de constater la présence de très
nombreux hématozoaires de petite taille avec quelques leucocytes mélanifères. Un deuxième examen hématologique, fait deux jours après, donne
les résultats suivants :

```
Hématozoaires peu nombreux, mais non complètement disparus.
Hémoglobine .......................   53 0/0.
Hématies...........................   3,500,000.
Valeur globulaire .................   0,757.
Leucocytes ........................   4,600.
Rapport globulaire ................   1/760.
Seros de Widal et Wright...........   négatifs.
```

Le 20 novembre, à sept heures du soir, accès, t. 39°8. *Hectine*, 0 gr. 10
centigrammes. Aucune induration douloureuse ni réaction générale. Le
21 novembre, à huit heures du matin, t. 36°8. Apyrexie se maintient jusqu'au
30, soit neuf jours. Le 20 novembre, les préparations montrent des hématozoaires nombreux avec dépôt mélanique abondant. Le 21 novembre, on ne
retrouve pas d'hématozoaires. Une analyse des urines, faite le 21 novembre,
donne :

```
Quantité totale des 24 heures..........   620 gr.
Réaction ...........................      acide.
Coloration .........................      citrine.
Phosphates .........................      abondants.
```

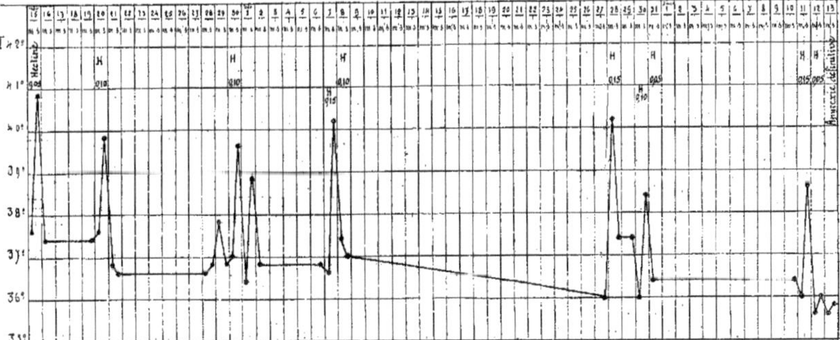

| Sucre | ................................. | néant. |
| Albumine | ............................ | néant. |
| Chlorures des 24 heures | .............. | 3 gr. 2. |
| Urée totale | ........................... | 5 gr. 1. |
| Pigments anormaux | .................... | néant. |

Le 30 novembre, notre petit malade, en jouant sur une galerie, est subitement pris d'un frisson intense, ses lèvres deviennent violacées, son regard est craintif, il claque des dents. C'est un nouvel accès, t. 39°6. *Hectine*, 0 gr. 10 centigrammes. Le 1er décembre au matin, t. 36°4; le soir du même jour, la température remonte à 38°8. Pas d'injection. Le 2 décembre, la température, à neuf heures du matin, est de 36°8. Apyrexie jusqu'au 7 décembre. L'examen du sang, prélevé le 30 novembre, a fourni les résultats suivants :

Hématozoaires de petite et moyenne taille avec quelques croissants.

| Hémoglobine | ......................... | 62 0/0. |
| Hématies | ............................. | 3,800,000. |
| Valeur globulaire | .................... | 0,815. |
| Leucocytes | ........................... | 5,300. |
| Rapport globulaire | ................... | 1/716. |

L'examen des urines, fait cinq jours plus tard, soit le 5 décembre, permet les constatations que voici :

| Quantité totale des 24 heures | .......... | 950 gr. |
| Réaction | ............................. | jaune clair. |
| Coloration | ........................... | alcaline. |
| Phosphates | ........................... | peu abondants. |
| Sucre | ................................. | néant. |
| Albumine | ............................ | néant. |
| Chlorures des 24 heures | .............. | 4 gr 5. |
| Urée totale | ........................... | 9 gr. 8. |
| Pigments anormaux | .................... | néant. |

Le 7 décembre, accès, t. 40°2. On fait une injection de 0 gr. 15 centigrammes d'*Hectine*. Faite par inadvertance dans l'épaisseur du derme, elle provoque une sensation de cuisson violente qui dure environ un quart d'heure. Pas d'eschare consécutive. Le 8 décembre, t. 37°. Apyrexie jusqu'au 27 du même mois, soit durant dix-sept jours. Une injection d'*Hectine* quotidienne, à la dose de 0 gr. 10 centigrammes le premier jour, puis de 0 gr. 05 centigrammes les deux jours suivants, est encore faite le 8, le 9 et le 10 décembre. Pas d'incident.

Le 16, soit six jours après la dernière piqûre et l'administration d'une quantité totale de 0 gr. 35 centigrammes d'*Hectine* en quatre jours, un examen du sang donne :

| Hématozoaires | ....................... | néant. |
| Hémoglobine | ......................... | 75 0/0. |
| Hématies | ............................. | 4,200,000. |
| Valeur globulaire | .................... | 0,892. |
| Leucocytes | ........................... | 6,800. |
| Rapport globulaire | ................... | 1/617. |

Le 28 décembre, à sept heures du matin, accès violent, t. 40°2. Long stade de chaleur; durant une heure et demie, sueurs profuses. *Hectine*, 0 gr. 15 centigrammes en injection intra-veineuse; le soir, t. 37°4. Le 29 au matin, t. 36°; le soir de ce jour, t. 36°4. Le 30 décembre, léger accès à 38°4. Aucune médication. Le 31, t. 36°4. Apyrexie jusqu'au 11 janvier. Injection quotidienne de 0 gr. 05 centigrammes d'*Hectine* les 29, 30 et 31 décembre.

Le 3 janvier, examen du sang :

| Hématozoaires | ....................... | néant. |
| Hémoglobine | ......................... | 84 0/0. |
| Hématies | ............................. | 4,800,000. |
| Valeur globulaire | .................... | 0,875. |
| Leucocytes | ........................... | 8,600. |
| Rapport globulaire | ................... | 1/557. |

Le 11 janvier, accès léger à 38°6. *Hectine*, 0 gr. 15 centigrammes en injection intra-veineuse. Le 12, t. 35°6 à dix heures du matin. Apyrexie se maintient encore au moment où nous rédigeons cette observation, c'est-à-dire le 1er février; elle dure donc depuis dix-huit jours.

L'examen du sang pratiqué le 16 janvier, donne :

| | |
|---|---|
| Hématozoaires | néant. |
| Hémoglobine | 96 0/0. |
| Hématies | 5,300,000. |
| Valeur globulaire | 0,905. |
| Leucocytes | 10,500. |
| Rapport globulaire | 1/504. |

Voici, d'autre part, la relation d'une analyse d'urine pratiquée la veille, soit le 15 janvier :

| | |
|---|---|
| Quantité des urines | 1,200 gr. |
| Réaction | alcaline. |
| Coloration | jaune paille. |
| Phosphates | néant. |
| Sucre | néant. |
| Albumine | néant. |
| Chlorures des 24 heures | 9 gr. 1. |
| Urée totale | 13 gr. 6. |
| Pigments anormaux | néant. |

Le 1er février, le malade est encore dans le service. L'appétit est excellent, les joues sont pleines, rondes et colorées. Il jouit d'une santé parfaite et la guérison paraît cette fois définitive.


OBSERVATION VII *(Personnelle)*

TYPE IRRÉGULIER

Alexandre C..., douze ans, né à Zaghouan (Tunisie).

Petit malade impaludé à neuf ans : les accès, au début très fréquents, revenaient tous les cinq à six jours environ; souvent, ils étaient quotidiens et l'acmé thermique variait entre 39°5 et 41° avec rémissions matinales entre 37°5 et 38°. Les périodes fébriles apparaissaient dans les mois d'été et cessaient dans les mois d'hiver. Le traitement, dirigé pendant trois ans contre ce paludisme, consistait en quinine ingérée par la bouche sous forme de solution. L'action efficace de l'alcaloïde cessa de se faire sentir au début de l'automne de l'année 1910. Très pâle, très amaigri, très cachectisé, le jeune C... nous fut amené à l'Hôpital français de Tunis, le 25 novembre. Nous l'examinons dès son entrée, dans le service des enfants, et voici quels sont les résultats de nos investigations cliniques :

Teint terreux, conjonctives bulbaires, muqueuses gingivales et labiales décolorées, paupières bistrées, visage à aspect triste et maladif. Organes normaux. Néanmoins, le foie est légèrement gros, mais ne peut être que difficilement perçu à la palpation, et, seulement, lorsque nous ordonnons au malade de faire de larges et profondes inspirations. La rate n'est pas perceptible à la palpation, sa zone de matité est cependant un peu augmentée. Ni le foie, ni la rate ne sont douloureux. Langue saburrale, nausées, anorexie, diarrhée. Sero-diagnostic de Widal et Wright négatifs. Le 28 novembre, à dix heures et demie du matin, accès avec deux stades seulement de chaleur et de sueur; pas de frisson, t. 39°2. Aucune injection. Traitement symptomatique. Le soir du même jour, à six heures, t. 37°6; le 29 novembre, à neuf heures du matin, nouvel accès, t. 39°8. *Hectine*, 0 gr. 05 centigrammes en injection intra-musculaire dans la fesse. Aucune réaction douloureuse ou inflammatoire; le soir, à six heures, t. 37°2. Le 30, à six heures du matin, nouvel accès moins violent que la veille ne durant en tout que trois quarts d'heure environ, t. 38°8. *Hectine* à 0 gr. 05 centigrammes. Le soir, t. 36°8. Le

31 décembre, l'apyrexie qui se produit dure jusqu'au 7, soit pendant six jours. L'examen du sang, prélevé au moment de l'accès du 29 novembre, donne :

> Hématozoaires très nombreux avec prédominance des formes de petite taille et quelques croissants.
> Hémoglobine ..................... 56 0/0.
> Hématies ..................... 3,700,000.
> Valeur globulaire ..................... 0,756.
> Leucocytes ..................... 6,500.
> Rapport globulaire ..................... 1/569.

Le 4 décembre, examen des urines :

> Quantité totale des 24 heures......... 750 gr.
> Réaction ..................... alcaline.
> Coloration ..................... jaune paille.
> Phosphates ..................... en grande abondance.
> Sucre ..................... néant.
> Urée totale ..................... 8 gr. 8.
> Pigments anormaux ..................... néant.

Le 6 décembre, ascension légère de la température vespérale à 37°6. Le soir du 7, ascension plus accusée à 38°4. Pas d'injection durant ces deux jours. Le 8 décembre, à cinq heures du soir, accès franc à 40°4. *Hectine*, 0 gr. 15 centigrammes. Le 9 décembre, à dix heures du matin, la température n'est plus que de 36°4. L'apyrexie se maintient définitive jusqu'à la sortie qui s'effectue le 20 décembre. Une injection de composé arsenical de 0 gr. 05 centigrammes est encore faite le 9 décembre. Une série de quatre piqûres introduisant 0 gr. 25 centigrammes du composé dans l'organisme est faite les 19, 20, 21 et 22 décembre.

L'examen du sang, le 6 décembre, donne les résultats suivants :

> Hématozoaires ..................... peu nombreux.
> Hémoglobine ..................... 63 0/0.
> Hématies ..................... 4,350,000.
> Valeur globulaire ..................... 0,747.
> Leucocytes ..................... 8,000.
> Rapport globulaire ..................... 1/417.

Le 14 décembre, analyse des urines :

> Quantité totale des 24 heures......... 840 gr.
> Réaction ..................... alcaline.
> Coloration ..................... jaune clair.
> Phosphates ..................... néant.
> Sucre ..................... néant.
> Albumine ..................... néant.
> Chlorures des 24 heures......... 6 gr. 2.
> Urée totale ..................... 8 gr. 5.
> Pigments anormaux ..................... néant.

Le petit malade voit peu à peu son appétit augmenter.

Le foie et la rate ont repris leur volume normal. Les forces sont en partie récupérées. Le poids du corps, qui était à l'entrée de 27 kilogrammes, est passé à 32 kgr. 300 grammes, soit un bénéfice de 5 kgr. 500 grammes en l'espace d'une vingtaine de jours environ.

Un nouvel examen du sang, pratiqué dans la période apyrétique le 23 décembre, donne les résultats que voici :

> Hématozoaires ..................... disparus.
> Hémoglobine ..................... 85 0/0.
> Hématies ..................... 5,150,000.
> Valeur globulaire ..................... 0,827.
> Leucocytes ..................... 11,100.
> Rapport globulaire ..................... 1/468.

Un dernier examen des urines, fait le 24 décembre, soit deux jours avant
la sortie du jeune C..., donne :

| | |
|---|---|
| Quantité totale des 24 heures.......... | 1,500 gr. |
| Réaction ........................... | alcaline. |
| Coloration ......................... | jaune clair. |
| Phosphates ........................ | néant. |
| Sucre ............................. | néant. |
| Albumine .......................... | néant. |
| Chlorures .......................... | 8 gr. 3. |
| Urée totale ........................ | 14 gr. 9. |
| Pigments anormaux ................. | néant. |

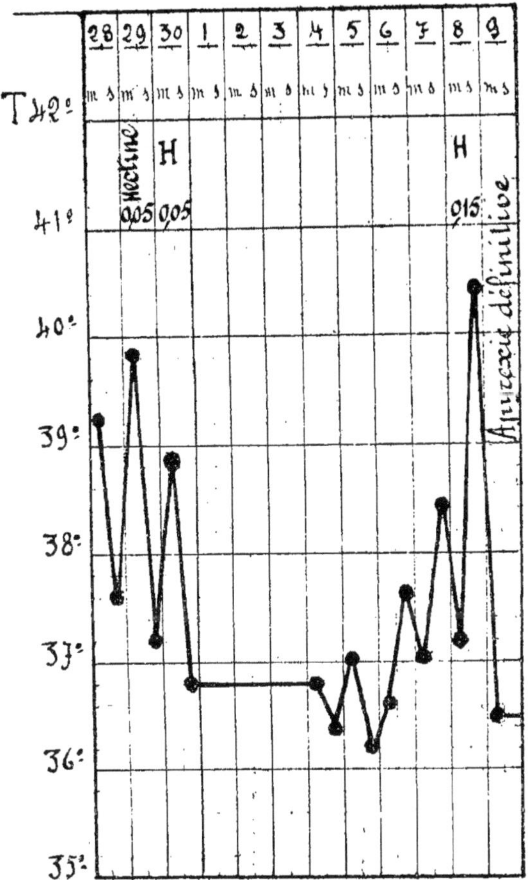

Notre petit malade quitte l'hôpital le 26 décembre, très amélioré et peut
être considéré comme définitivement guéri. Nous avons eu l'occasion d'avoir
de ses nouvelles tout récemment, le 27 janvier, soit environ un mois après
sa sortie : il n'a pas eu d'accès et son état de santé est excellent.

24

## TYPE IRRÉGULIER

Jules C..., huit ans, né à Zaghouan (Tunisie).

Au mois de février 1910, le jeune malade a son premier accès; durant huit jours environ, des accès avec hyperthermie, oscillant entre 39° et 40°, se succèdent; quelques-uns sont subintrants et la température du matin (le fastigium fébrile ayant lieu le soir) reste élevée au-dessus de 38°. Des injections sous-cutanées de quinine, multipliées, doivent être faites; elles finissent par vaincre la fièvre, mais l'une d'elles détermine la formation d'une plaque de sphacèle d'une étendue égale à celle d'une pièce de cinq francs environ, qui laisse après sa chute une large perte de substance dont la réparation est difficile et longue. Au mois de juillet de la même année, récidive du paludisme; cette récidive a les mêmes caractères que la précédente, la thérapeutique mise en œuvre est identique, elle donne le même succès. Au mois de novembre, dans la première quinzaine, le jeune C... joue dans la campagne il est surpris par une pluie violente qui mouille ses vêtements. Le lendemain, il frissonne, est ensuite en proie à une sensation de chaleur excessivement intense qui fait place à une réaction sudorale abondante. Le médecin appelé constate une température de 38°2. Mais la décroissance avait déjà commencé et le maximum thermique avait certainement été plus élevé. La quinine est injectée sous la peau durant cinq jours, elle n'amène pas d'abaissement thermique; le petit malade est adressé à l'Hôpital français; il arrive le 15 novembre au pavillon des enfants où nous le voyons. Le foie est extrêmement augmenté de volume et son bord antérieur, au niveau de la ligne mamelonnaire, dépasse d'environ quatre bons travers de doigt le rebord costal droit; il est très douloureux et l'on provoque une contraction de défense des muscles de la paroi abdominale ainsi que des plaintes à la moindre pression de la région hépatique. La rate est aussi très volumineuse, son bord inférieur est facile à atteindre dans l'hypocondre gauche. Autres organes normaux. Perte des forces et anorexie absolues. Deux heures après son entrée dans le service, soit à dix heures et demie du matin, le petit malade fait un accès typique, t. 40°2. On fait immédiatement une injection intra-musculaire à 0 gr. 15 centigrammes d'*Hectine*. Le soir, à six heures, la température est tombée à 38°. Le lendemain, 16 novembre, à dix heures du matin, t. 38°2. Nouvelle injection d'*Hectine* à 0 gr. 15 centigrammes, et le soir, chute complète de la température à 36°4. Apyrexie jusqu'au 27 novembre.

L'examen du sang, prélevé au moment de l'accès du 15 novembre, donne :

Hématozoaires très nombreux, de petite forme, avec croissants multiples et leucocytes mélanifères.

| | |
|---|---|
| Hémoglobine | 57 0/0. |
| Hématies | 3,900,000. |
| Valeur globulaire | 0,730. |
| Leucocytes | 4,500. |
| Rapport globulaire | 1/866. |

L'examen des urines, pratiqué trois jours plus tard, soit le 18 novembre, donne :

| | |
|---|---|
| Quantité totale des 24 heures | 320 gr. |
| Réaction | légèrement acide. |
| Coloration | brun foncé. |
| Phosphates | abondants. |
| Sucre | néant. |
| Albumine | néant. |
| Chlorures des 24 heures | 2 gr. 7. |
| Urée totale | 4 gr. 7. |
| Pigments | anormaux. |
| Réaction de Gmelin | positive. |

Le 27 novembre, accès à dix heures du matin, mais moins violent que le précédent, t. 39°2. *Hectine*, 0 gr. 15 centigrammes. Le soir, t. 37°4. Le 28, le matin, t. 37°4. Le soir, t. 37°. Apyrexie jusqu'au 8 décembre.

Le 4 décembre, examen du sang :

Hématozoaires disparus dans le sang périphérique.
Hémoglobine ........................ 66 0/0.
Hématies ........................... 4,200,000.
Valeur globulaire................... 0,785.
Leucocytes ......................... 6,300.
Rapport globulaire ................. 1/660.

Le 5 décembre, examen des urines :

Quantité totale des 24 heures.......... 980 gr.
Réaction ........................... alcaline.
Coloration ......................... claire.
Phosphates ......................... néant.
Sucre .............................. néant.
Albumine ........................... néant.
Chlorures des 24 heures............. 5 gr. 8.
Urée totale ........................ 9 gr. 7.
Pigments anormaux. ................. néant.

Le 8 décembre, à six heures du soir, accès avec frisson exrêmement violent, t. 40°. *Hectine* en injection intra-musculaire, 0 gr. 10 centigrammes. Le 9 décembre, au matin, t. 36°8. L'apyrexie se maintient jusqu'au 14, date à laquelle se produit, à quatre heures du soir, un accès très léger et qui serait passé inaperçu si nous n'avions pris le soin de faire prendre toutes les trois heures la température de notre petit malade, t. 38°2. *Hectine*, 0 gr. 10 centigrammes. Le 15, à dix heures du matin, t. 36°4. Apyrexie à part un petit crochet à 37°8, le 21 décembre. Se maintient jusqu'au moment où le jeune C... quitte le service.

Comme on le verra dans la courbe ci-jointe, nous avons, le 21, à l'occasion de la légère poussée fébrile, injecté une dose très forte du composé arsenical, soit 0 gr. 20 centigrammes en une seule fois. Or, chez cet enfant de huit ans, nous n'avons déterminé aucun phénomène d'intolérance, et cette dose énorme, vu l'âge du sujet, a été parfaitement bien supportée. Cette remarque possède une haute valeur pour démontrer la toxicité nulle du para-amino-phénylarsinate de soude.

Le 15 et le 23 décembre, nous avons fait un examen du sang de notre petit impaludé En voici les résultats :

Examen du 15 décembre :

Hématozoaires peu nombreux et de petite taille, pas de croissants.
Hémoglobine ........................ 72 0/0.
Hématies ........................... 4,900,000.
Valeur globulaire .................. 0,734.
Leucocytes ......................... 8,900.
Rapport globulaire ................. 1/550.

Examen du 23 décembre :

Hématozoaires ...................... complètement disparus.
Hémoglobine ........................ 88 0/0.
Hématies ........................... 5,000,000.
Valeur globulaire .................. 0,880.
Leucocytes ......................... 12,000.
Rapport globulaire ................. 1/410.

D'autre part, un examen des urines, fait le 17 décembre, nous permettait de constater le relèvement rapide de l'excrétion de l'urée et des chlorures. En voici d'ailleurs le résultat :

Quantité totale des 24 heures.......... 1,350 gr.
Réaction ........................... alaline.
Coloration ......................... jaune citron.

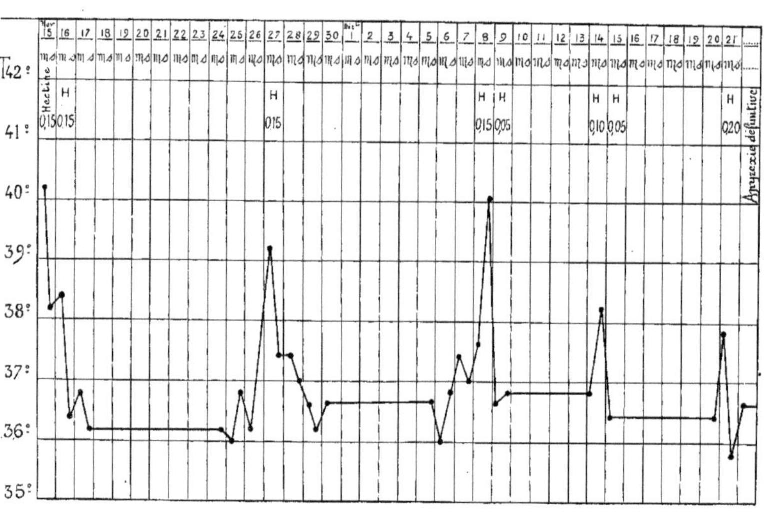
27
T42°
41°
40°
39°
38°
37°
36°
35°
Nov
15 16 17 18 19 20 21 22 23 24 25 26 27 28 29 30
Déc
1 2 3 4 5 6 7 8 9 10 11 12 13 14 15 16 17 18 19 20 21
Hectine
H 0,15 0,15
H 0,15
H 0,15 H 0,05
H 0,10 H 0,05
H 0,20
Apyrexie définitive

| Phosphates | néant. |
| Sucre | néant. |
| Albumine | néant. |
| Chlorures des 24 heures | 8 gr. 7. |
| Urée totale | 14 gr. 9. |
| Pigments anormaux | néant. |

Le 2 février, notre petit malade, encore hospitalisé, n'a pas eu, à part quelques rares crochets ne dépassant pas 37°5, d'accès franc, son visage est coloré, il est redevenu gai, joue avec ses camarades, possède un appétit excellent; son poids est de 28 kilogrammes, à l'entrée il était seulement de 23 kilogrammes. Il a donc fait le gain de 5 kilogrammes durant son séjour à l'hôpital.

OBSERVATION IX (Personnelle)

TYPE IRRÉGULIER

Vincente F..., six ans.

Impaludée quelques jours avant son entrée à l'hôpital. N'a jamais eu antérieurement que trois ou quatre accès fébriles. La mère, dans l'obligation d'entrer dans le service d'accouchement, nous confie l'enfant, le 1er décembre. À l'examen, organes normaux. Le lendemain, 2 décembre, un accès paludéen typique avec trois stades de frisson violent, chaleur et sueurs profuses, se déclare à neuf heures du matin, t. 40°4. On fait une injection de quinine de 0 gr. 50 centigrammes, dans la masse fessière droite. Le soir du 2 décembre, t. 37°9. Le 3 décembre au matin, t. 37°2, et la courbe thermique se maintient dans la normale jusqu'au 14 inclusivement.

Le 2 décembre, un échantillon de sang est prélevé. Son examen complet donne les résultats suivants :

Hématozoaires nombreux avec prédominance de petites hémamibes, quelques croissants.

| Hémoglobine | 56 0/0. |
| Hématies | 3,700,000. |
| Valeur globulaire | 0,756. |
| Leucocytes | 5,000. |
| Rapport globulaire | 1/740. |

L'examen des urines, fait le 10 décembre, donne :

| Quantité totale des 24 heures | 620 gr. |
| Réaction | alcaline. |
| Coloration | claire. |
| Phosphates | néant. |
| Sucre | néant. |
| Albumine | néant. |
| Chlorures des 24 heures | 2 gr. 5. |
| Urée totale | 4 gr. 3. |
| Pigments anormaux : réaction de Gmelin négative. | |

Le 15 décembre, nouvel accès à dix heures du matin; cet accès est particulièrement violent, notre petite malade a le visage complètement cyanosé au moment du stade de frisson et son corps amaigri, pelotonné en boule, est agité de violentes secousses, t. 40°; pas d'injection. Le lendemain, 16 décembre au matin, nouvel accès plus violent que celui de la veille; l'enfant délire et ne nous reconnaît pas, t. 40°2. Arrhénal, 0 gr. 15 centigrammes. Le soir, t. 38°6. Le 17 décembre, à neuf heures du matin, nouvel accès un peu moins violent que celui de la veille et plus court. La petite malade n'a pas ce jour-là, de délire, t. 39°8. Arrhénal, 0 gr. 10 centigrammes. Le soir, t. 37°4. Le matin du 18 décembre, accès, t. 39°4. Frisson léger, stade de chaleur très bref, sueurs peu abondantes. Arrhénal, 0 gr. 10 centigrammes. Le soir, t. 37°4. Le 19, accès à intensité plus faible que le précédent, température à dix heures du matin (au moment du fastigium thermique), 38°8. Arrhénal, 0 gr. 05 centigrammes. Le soir, t. 36°8. Le 20, accès à la même

heure que la veille, t. 36°4. Le soir, t. 37°2. Dès ce jour, se produit l'apyrexie
à peu près complète, mais peu franche toutefois, car la courbe monte, à trois
ou quatre reprises, à 37°4 et 37°6; le total des doses d'arrhénal injecté a
atteint 0 gr. 40 centigrammes en cinq jours; la petite malade ne présente
aucun phénomène d'intolérance, l'arrhénal a déterminé l'abaissement de la
fièvre en lysis.

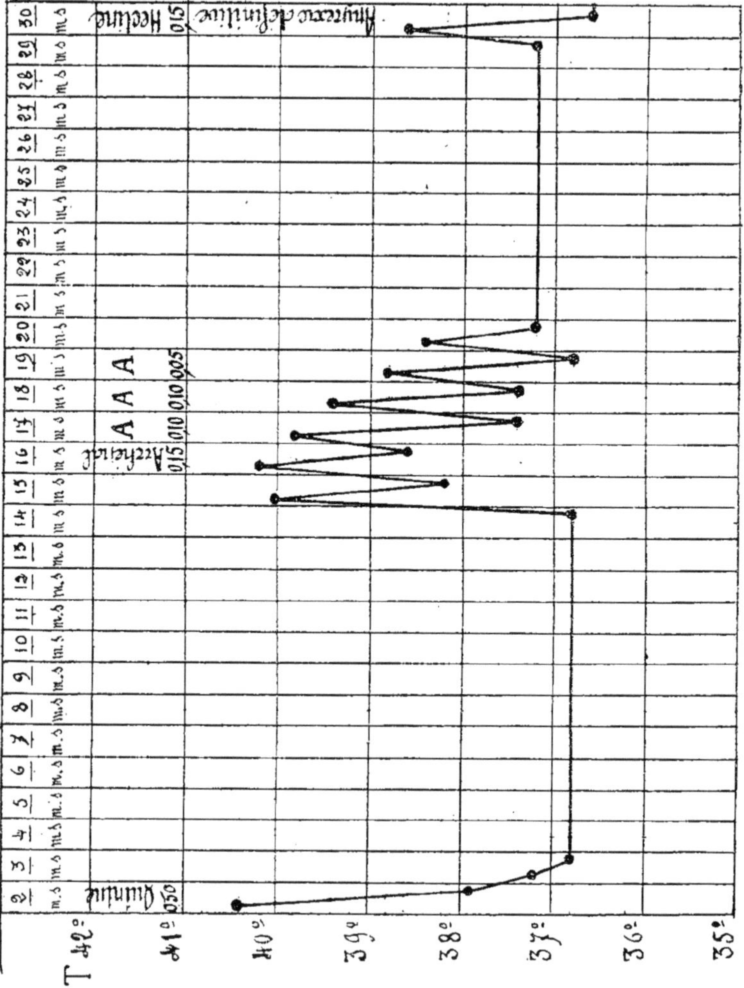

Le 19 décembre, l'examen complet du sang prélevé le matin, au moment
de l'accès fébrile, a donné les résultats que voici :

    Hématozoaires avec formes prédominantes et quelques croissants.
    Hémoglobine  ........................  49 0/0.
    Hématies  ..........................  2,950,000.
    Valeur globulaire....................  0,830.
    Leucocytes  .........................  3,200.
    Rapport globulaire...................  1/921.

Le 20 décembre, un examen des urines donne :

| | |
|---|---|
| Quantité totale des 24 heures.......... | 550 gr. |
| Réaction ............................. | légèrement acide. |
| Phosphates ......................... | en grande abondance. |
| Sucre .............................. | néant. |
| Albumine ........................... | néant. |
| Chlorures des 24 heures.............. | 6 gr. 2. |
| Urée totale.......................... | 7 gr. 5. |
| Pigments : réaction de Gmelin négative. | |

Après une apyrexie imparfaite de sept jours, un nouvel accès se produit le 30 décembre, t. 38°6. *Hectine*, 0 gr. 15 centigrammes. Le soir de l'accès, t. 36°6. L'apyrexie obtenue par le composé de Mouneyrat se maintient jusqu'au 10 janvier inclusivement, soit durant onze jours.

Les hématozoaires, très nombreux le 30 décembre, ont disparu le 1er janvier. L'effet antiparasitaire et antithermique s'est donc montré aussi net que celui obtenu par la quinine.

Le 9 janvier, l'examen du sang donne :

| | |
|---|---|
| Hématozoaires ...................... | néant. |
| Hémoglobine ........................ | 85 0/0. |
| Hématies ........................... | 4,800.000. |
| Valeur globulaire.................... | 0,881. |
| Leucocytes ......................... | 8,800. |
| Rapport globulaire................... | 1/545. |

L'examen des urines, pratiqué le lendemain, donne les résultats ci-contre :

| | |
|---|---|
| Quantité totale des 24 heures.......... | 1,200 gr. |
| Réaction ........................... | alcaline. |
| Coloration ......................... | claire. |
| Phosphates ......................... | néant. |
| Sucre .............................. | néant. |
| Albumine ........................... | néant. |
| Chlorures des 24 heures.............. | 9 gr. 2. |
| Urée totale.......................... | 14 gr. 5. |
| Pigments anormaux................... | néant. |

Une série d'injections d'*Hectine*, à la dose de 0 gr 05 centigrammes *pro die*, est faite les 8, 9, 10 et 11 janvier. La petite malade sort peu après très engraissée, avec des couleurs vives, et ayant regagné 5 kgr. 200 grammes depuis le début de la cure arsenicale. Nous avons récemment reçu de ses nouvelles, elles sont excellentes et la petite malade peut être considérée comme guérie.


## OBSERVATION X

Marie L..., dix-neuf ans, infirmière, née à Bourbon-Lancy (France).

Rougeole à huit ans, variole à dix ans : Vient à Tunis à l'âge de dix-sept ans. A dix-huit ans, premier accès fébrile sans frisson qui demeure isolé et disparaît spontanément. Quitte Tunis pour se rendre à Teboursouk, où, après un séjour de cinq mois, une recrudescence fébrile avec accès quotidien sans frisson se produit, qui dure trois jours. Cependant, après une série de piqûres, la fièvre disparaît pendant dix jours. Au bout de ce laps de temps, accès nouveaux quotidiens. Des piqûres répétées de quinoforme ne déterminent qu'une apyrexie de deux à six jours au plus. Le médecin conseille alors à la malade de changer d'air et de partir en France La jeune Marie L... suit cet avis et quitte la Tunisie le 25 ou 30 août 1910. Elle ne retire pas grand bénéfice de ce déplacement, car, huit jours après son arrivée en France, elle est reprise de nouveaux accès; le quinoforme est encore donné en injections intra-musculaires, mais son action antipyrétique est médiocre, la fièvre a pris le type quarte avec accès fébrile sans frisson. La malade revient de nouveau à Teboursouk, une amélioration se produit qui n'est, d'ailleurs, pas de longue durée, car elle reprend quotidienne. En même temps, apparaît un gros œdème des membres inférieurs et un gros disque d'albumine dans les urines. Régime achloruré. Amélioration. Ces accidents sont attribués, par le médecin du lieu, à l'infection paludéenne. La malade revient à Tunis. Ses œdèmes et l'albuminurie ont disparu, mais la fièvre a un type double quarte avec fastigium thermique oscillant entre 40° et 41°. Elle se décide alors à rentrer à l'Hôpital français le 14 novembre 1910.

A l'examen, nous trouvons un foie gros et douloureux et une rate à pôle inférieur aisément sensible et perceptible dans l'hypocondre gauche et débordant le rebord costal, de ce même côté, de quatre travers de doigt environ. Le 14 novembre au soir, accès typique, t. 40°2. Injection intra-fessière d'arrhénal, 0 gr. 20 centigrammes. Le 15 novembre, t. 38°6; le soir, à six heures, t. 39°8; arrhénal, 0 gr. 10 centigrammes. Le 16, à neuf heures et demie du matin, t. 38°8; le soir, la température monte dans un nouvel accès un peu moins haut que la veille, soit à 39°4; nouvelle injection d'arrhénal à 0 gr. 10 centigrammes; le matin du 17, t. 38°, et le soir, t. 38°7. Arrhénal, 0 gr. 10 centigrammes. Le 19, l'apyrexie se produit et dure jusqu'au 1er décembre inclusivement. Le total des doses d'arrhénal injecté a atteint 0 gr. 60 centigrammes en cinq jours et la fièvre a baissé en lysis.

L'examen du sang, fait le 15 novembre, a donné les résultats suivants :

Hématozoaires de petite taille en très grand nombre, croissants nombreux, quelques leucocytes mélanifères.

| | |
|---|---|
| Hémoglobine | 52 0/0. |
| Hématies | 2,800,000. |
| Valeur globulaire | 0,928. |
| Leucocytes | 3,200. |
| Rapport globulaire | 1/875. |

Un échantillon de sang prélevé a été envoyé à l'Institut Pasteur : sero de WIDAL et sero de WRIGHT négatifs.

L'examen des urines, pratiqué le 17 novembre, donne :

| | |
|---|---|
| Quantité totale des 24 heures | 830 gr. |
| Réaction | acide. |
| Coloration | claire. |
| Phosphates | abondants. |
| Sucre | néant. |
| Albumine | traces. |
| Chlorures des 24 heures | 5 gr. 7. |
| Urée totale | 8 gr. 2. |
| Pigments anormaux | néant. |

Le 25 novembre, nouvel examen du sang :

Hématozoaires en petit nombre, quelques rares croissants.

| | |
|---|---|
| Hémoglobine | 58 0/0. |
| Hématies | 3,100,000. |
| Valeur globulaire | 0,935. |
| Leucocytes | 5,000. |
| Rapport globulaire | 1/620. |

Le 28 novembre, examen des urines :

| | |
|---|---|
| Quantité totale des 24 heures | 1,100 gr. |
| Réaction | alcaline. |
| Coloration | claire. |
| Phosphates | néant. |
| Sucre | néant. |
| Albumine | néant. |
| Chlorures des 24 heures | 6 gr. 6. |
| Urée totale | 9 gr. 3. |
| Pigments anormaux | néant. |

Le 2 décembre, à sept heures du soir, accès sans frisson, t. 39°8. Pas d'injection; le 3, à la même heure, accès aussi violent que celui de la veille avec long stade de chaleur, subdélire et nausées. Injection intra-fessière de

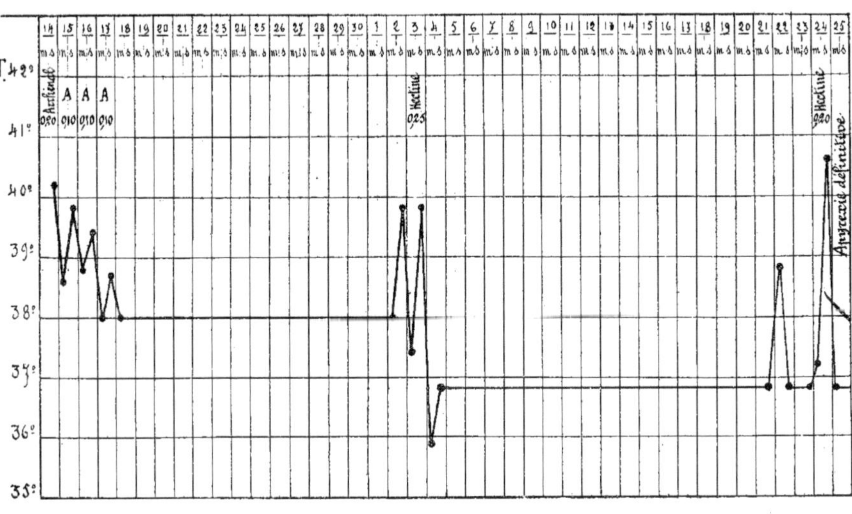

T. 42°
41°
40°
39°
38°
37°
36°
35°
Antifebr.
A A A
0,20 0,10 0,10 0,10
Kreline
0,25
Kreline
0,20
Apyrexie définitive.

0 gr. 25 centigrammes d'*Hectine*. Le lendemain, 4 novembre, à dix heures du matin, t. 35°9, et le soir, à cinq heures et demie, t. 36°8. L'apyrexie produite se maintient jusqu'au 21 décembre inclusivement, soit pendant dix-sept jours. Le 3 décembre, un échantillon de sang, prélevé au moment de l'accès, montre des hématozoaires très nombreux de taille moyenne. Le 25 décembre, les hématozoaires ont presque complètement disparu; de longues et patientes investigations en font découvrir, dans quelques champs, de très rares. La malade prend de l'appétit. Le foie et la rate ne sont plus douloureux et le premier de ces deux organes est moins aisément perceptible à la palpation.

Un examen du sang, fait le 17 décembre, donne :

| | |
|---|---|
| Hématozoaires | disparus. |
| Hémoglobine | 71 0/0. |
| Hématies | 3,800,000. |
| Valeur globulaire | 0,992. |
| Leucocytes | 6,300. |
| Rapport globulaire | 1/603. |

Le lendemain, 18 décembre, examen des urines :

| | |
|---|---|
| Quantité totale des 24 heures | 1,600 gr. |
| Réaction | alcaline. |
| Coloration | claire. |
| Phosphates | néant. |
| Sucre | néant. |
| Albumine | néant. |
| Chlorures | 9 gr. 7. |
| Urée totale | 15 gr. 9. |
| Pigments anormaux | néant. |

Le 22 décembre, à huit heures du matin, accès peu violent, t. 38°8. Pas d'injection.

Le 23 décembre reste apyrétique, mais le 24, accès violent, t. 40°4, avec stades de frisson, de chaleur et de sueurs très courts. Injection intra-fessière d'*Hectine*, 0 gr. 20 centigrammes. Le lendemain, apyrexie qui se maintient définitive. Une série d'injections quotidiennes d'*Hectine*, à la dose de 0 gr. 05 centigrammes par jour, est encore faite les 25, 26, 27, 28 décembre. La malade, au moment où nous rédigeons notre observation, soit le 14 février, n'a pas eu de nouveaux accès. Le sang, prélevé au moment de l'accès du 24 décembre, a montré des hématozoaires de moyenne forme en nombre assez considérable, mais seulement de très rares croissants. Deux jours après, le 26 décembre, il n'y avait plus de parasites dans le sang périphérique.

Le 30 décembre, l'examen du sang donne :

| | |
|---|---|
| Hématozoaires | néant. |
| Hémoglobine | 74 0/0. |
| Hématies | 4,000,000. |
| Valeur globulaire | 0,925. |
| Leucocytes | 8,000. |
| Rapport globulaire | 1/500. |

L'appétit de la malade a augmenté, son poids initial était de 54 kilogrammes; il est passé à 63 kilogrammes le 8 décembre, et atteint, le 2 janvier, 67 kilogrammes. La malade a donc fait un gain de 13 kilogrammes depuis son entrée à l'hôpital. Le 13 février, au moment de la rédaction de la présente observation, Marie L... pèse 69 kilogrammes. Le foie et la rate ont récupéré leurs dimensions normales dès le 15 décembre.

Un examen du sang, pratiqué le 20 janvier, soit vingt et un jours après le précédent, a donné :

| | |
|---|---|
| Hématozoaires | néant. |
| Hémoglobine | 97 0/0. |
| Hématies | 5,700,000. |
| Valeur globulaire | 0,850. |
| Leucocytes | 12,000. |
| Rapport globulaire | 1/475. |

Un examen des urines, pratiqué trois jours avant ce dernier examen du sang, soit le 17 janvier, avait fourni les résultats suivants :

| | |
|---|---|
| Quantité totale des urines des 24 heures | 2,300 gr. |
| Réaction ............................ | alcaline. |
| Coloration .......................... | claire. |
| Phosphates ......................... | néant. |
| Sucre .............................. | néant. |
| Albumine ........................... | néant. |
| Chlorures des 24 heures............. | 11 gr. 5. |
| Urée totale ......................... | 23 gr. 6. |
| Pigments anormaux .................. | néant. |

Le 14 février, l'état général de la malade est parfait et elle peut être considérée comme guérie.

### OBSERVATION XI (*Personnelle*)

### TYPE IRRÉGULIER

Marcel G..., dix-huit ans, terrassier, Français, entre à l'hôpital le 12 novembre 1910, se plaignant d'anorexie et de faiblesse générale. Interrogé, il raconte qu'il y a deux mois environ, en travaillant au transport des matériaux dans le port de Tunis, il fut surpris par un frisson violent avec chaleur et céphalée intense consécutives, qui l'obligèrent à interrompre son ouvrage. Durant une quinzaine de jours, il fut en proie à des accès fébriles presque quotidiens; aucun traitement ne fut institué, le malade ayant espéré en la disparition spontanée de sa pyrexie. Il se produisit, en effet, une accalmie de six à sept jours environ, mais les accès, ce temps écoulé, reprirent de nouveau très intenses, revenant tous les deux ou trois jours environ. Cette fois, notre malade, voyant ses forces peu à peu disparaître et s'amaigrissant de plus en plus, se décida à venir nous trouver, et, le 12 novembre, il était hospitalisé, pavillon II, lit n° 25.

A l'examen, malade très émacié, teint jaunâtre et terreux, paupières fortement bistrées, langue saburrale et haleine fétide, inappétence absolue, foie légèrement gros, mais non douloureux, rate à pôle inférieur perceptible dans l'hypocondre. Autres organes normaux. Poids, 49 kil. 800.

Le 14 novembre, à 7 heures du soir, accès franc, t. 40°8. Pas d'injection.

Le 15 novembre, à neuf heures du matin, t. 38°2; le soir du même jour, t. 39°6.

Le 16 novembre, chute spontanée à 37°.

Le 17 novembre, examen du sang :

| | |
|---|---|
| Hématozoaires très nombreux avec prédominance des formes moyennes. nombreux croissants. | |
| Hémoglobine ........................ | 56 0/0. |
| Hématies ........................... | 3,700,000. |
| Valeur globulaire ................... | 0,756. |
| Leucocytes ......................... | 6,500. |
| Rapport globulaire ................. | 1/569. |

Un examen des urines, pratiqué la veille, avait donné :

| | |
|---|---|
| Quantité totale des 24 heures........ | 900 gr. |
| Réaction ........................... | acide. |
| Coloration ......................... | claire. |
| Phosphates ......................... | abondants. |
| Albumine ........................... | néant. |
| Sucre .............................. | néant. |
| Chlorures des 24 heures............. | 7 gr. 3. |
| Urée totale ......................... | 9 gr. 5. |
| Pigments anormaux .................. | néant. |
| Seros de Wright et Widal............ | négatifs. |

Le 18 novembre, nouvel accès, t. 39°6 à six heures du soir. Nous injectons dans la masse fessière droite 0 gr. 25 centigrammes d'atoxyl. Le 19, à neuf heures du matin, t. 37°, mais le soir elle remonte à 38°. Le 20, nouvel accès, le soir à sept heures, dont t. 40°4. Nouvelle injection de 0 gr. 25 centigrammes d'anilarsinate de soude, au moment de l'accès. Le lendemain, la température reste au-dessous de la normale, mais le 22, nouvel accès à 39°8. Troisième injection à 0 gr. 25 centigrammes d'atoxyl. Le lendemain,

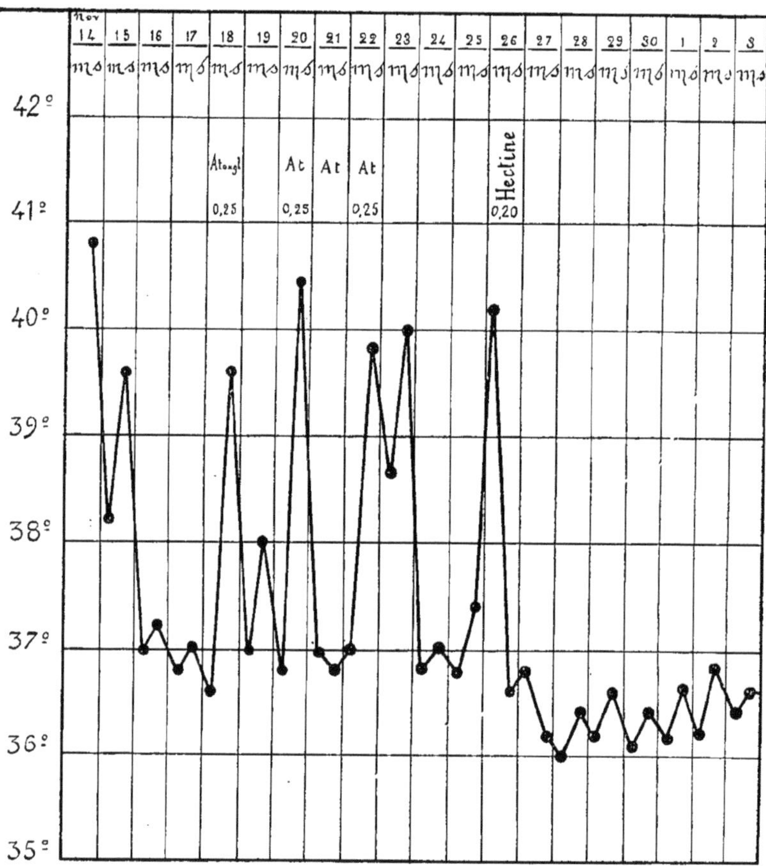


à neuf heures du matin, t. 38°6, et le soir du même jour, t. 40°. Durant les journées du 20 et du 21, notre malade accuse la sensation d'éblouissements et de brouillards, en même temps qu'est apparue une diarrhée excessivement intense. Averti des dangers de la médication atoxylique et notre opinion sur l'efficacité de ce composé arsenical étant fixée, nous arrêtons les injections d'atoxyl à dix heures du matin. Après deux jours d'apyrexie, nouvelle ascension thermique le 26, à 40°2. Nous faisons alors une injection intramusculaire d'*Hectine*, de 0 gr. 20 centigrammes. Le soir, t. 36°6. L'apyrexie ainsi obtenue va se maintenir jusqu'au 9 décembre inclusivement.

L'examen du sang, pratiqué le 23 novembre, a donné les résultats suivants :

        Hématozoaires très nombreux, avec formes moyennes prédominantes et
        nombreux croissants.
        Hémoglobine .......................    59 0/0.
        Hématies ..........................    3,950,000.
        Valeur globulaire .................    0,746.
        Leucocytes ........................    8,000.
        Rapport globulaire ................    1/493.

L'examen des urines, pratiqué le jour suivant, avait donné :

        Quantité totale des 24 heures........    1,200 gr.
        Réaction ............................    alcaline.
        Coloration ..........................    claire.
        Phosphates ..........................    néant.
        Albumine ............................    néant.
        Sucre ...............................    néant.
        Chlorures des 24 heures..............    9 gr. 7.
        Urée totale .........................    15 gr. 6.
        Pigments anormaux ...................    néant.

Le 10 décembre, à dix heures du matin, nouvel accès à 39°6. *Hectine*, 0 gr. 20 centigrammes. Le soir, défervescence thermique à 36°. La fièvre n'a plus reparu depuis, et notre malade sortait, sur sa demande, trois semaines après son dernier accès, ayant récupéré un état général satisfaisant qui lui permit de reprendre bientôt son dur labeur. Les 12, 13, 14 et 15 décembre, le malade reçut *pro die* une injection de 0 gr. 10 centigrammes du composé de Mouneyrat.

Le 6 décembre, un examen du sang donna les excellent résultats que vioci :

        Hématozoaires disparus, quelques leucocytes mélanifères.
        Hémoglobine .......................    97 0/0.
        Hématies ..........................    5,600,000.
        Valeur globulaire .................    0,866.
        Leucocytes ........................    12,500.
        Rapport globulaire ................    1/448.

D'autre part, un examen des urines, pratiqué le 8 décembre, donna :

        Quantité totale .....................    2,100.
        Réaction ............................    alcaline.
        Coloration ..........................    claire.
        Phosphates ..........................    néant.
        Albumine ............................    néant.
        Sucre ...............................    néant.
        Chlorures des 24 heures..............    11 gr. 9.
        Urée totale .........................    23 gr. 6.
        Pigments anormaux ...................    néant.

Le poids de notre malade, qui était de 49 kgr. 800 grammes à son entrée dans le service, était passé, deux jours avant sa sortie, à 63 kgr. 500 grammes.

Ainsi, l'administration de 0 gr. 60 centigrammes d'atoxyl en quarante jours n'arriva à produire aucun effet antithermique; l'action antiparasitaire du composé anilarsénié fut tout aussi illusoire, puisque le 23 novembre, après trois injections de 0 gr. 20 centigrammes, les hématozoaires étaient aussi nombreux que lors du premier examen dans le sang périphérique.

Enfin, nous eûmes à constater un affaiblissement visuel et de la diarrhée qui, même au cas où le composé atoxylique se fût montré antipyrétique et parasiticide, eussent contre-indiqué formellement son emploi. Notre malade, d'ailleurs, ne tarda pas à recouvrer son acuité visuelle normale après la cessation du médicament.

36

# CONCLUSIONS [1]

« Les expériences, dit le D$^r$ Roques, que nous venons de rapporter ont été menées de telle sorte que la critique ait sur elles peu de prise. Certains cliniciens ont refusé à l'hématozoaire de Laveran tout droit de cité en parasitologie; ils n'ont pas fait encore école et nous nous rangerons du côté pasteurien en toute sécurité. Comme pour l'atoxyl (nous faisons cette remarque pour l'*Hectine*, car c'est avec elle que nous avons le plus fréquemment expérimenté), nous avons fait la recherche des hématozoaires au moment de l'accès, de façon à en fixer le nombre approximatif ainsi que le lendemain, après l'injection d'*Hectine* que nous administrions, elle aussi, durant l'accès. Nous avons recueilli assez de sang à la fois, de façon à pouvoir pratiquer non seulement la recherche des hématozoaires, mais encore à en fixer, par le sero-diagnostic, les hésitations possibles qu'auraient pu présenter certaines formes irrégulières de paludisme. Nous sommes certains, de la sorte, d'avoir expérimenté le composé arsenical sur la malaria et uniquement sur elle. Cette précaution était indispensable; il existe, en effet, en Tunisie, des cas de typhoïde assez nombreux, ainsi que des infections mélitensiennes que l'on a appris aujourd'hui, heureusement, à mieux connaître au point de vue clinique. On s'est souvent étonné que la quinine n'agisse pas sur certaines fièvres dites « paludéennes » ! Mais, dira-t-on, la recherche positive des hématozoaires fixait le diagnostic de paludisme? Sans doute, mais n'existe-t-il pas des infections mixtes? Le typho-paludisme a été bien décrit. N'existe-t-il pas aussi un « mélitenso-paludisme »? Ce n'est pas là, croyons-nous, une hypothèse irrationnelle. Il était donc indispensable d'éliminer de semblables causes d'erreur, aussi avons-nous systématiquement fait pratiquer, par l'Institut Pasteur, le sero-diagnostic de WRIGHT et celui de WIDAL. On prétend, à l'heure actuelle, que ce sont là des preuves bactériologiques qui n'appor-

---

(1) Nous reproduisons ici in-extenso les conclusions du D$^r$ Roques.

tent pas une certitude absolue. Nous avons pensé, toutefois, que
la présence d'hématozoaires, d'une part, et l'absence des seros de
WRIGHT et de WIDAL nous fournissaient un faisceau de présomp-
tions assez solide pour nous permettre de croire que nous expé-
rimentions sur un paludisme pur.

Nous avons fait toutes nos injections, de façon systématique
dans le muscle, au niveau de la région fessière; nous n'avons pas
eu à regretter une telle façon d'agir. Jamais nos injections intra-
musculaires d'*Hectine* n'ont donné lieu à aucun accident local ou
général et toutes sont restées indolores. Nous croyons inutile de
décrire le manuel opératoire de ces injections, il se trouve minutieusement décrit dans tous les traités classiques un peu récents.
Nous n'avons eu, dans nos observations, qu'un accident que nous
avons relaté dans l'Observation I, mais cette injection avait été
faite par un aide maladroit dans l'épaisseur de la peau.

Les doses que nous administrions au début furent, comme il
convenait, un peu timides. Des injections de 0 gr. 05 centigrammes, 0 gr. 10 centigrammes, 0 gr. 15 centigrammes et 0 gr. 20 centigrammes furent successivement pratiquées. Nous pensons que
des doses de 0 gr. 10 centigrammes à 0 gr. 15 centigrammes chez
les enfants atteints d'un paludisme de moyenne intensité sont des
doses suffisantes. Mais, dans les formes un peu plus intenses, on
peut, comme le montrent bien nos Observations VII et IX, recou-
rir, sans inconvénient, à une dose plus forte et atteindre 0 gr. 20
centigrammes, en une seule dose. Au-dessous de 5 ans, il sera
cependant bon de ne pas dépasser 0 gr. 10 centigrammes. Chez
les adultes, nous employons couramment la dose de 0 gr. 20 centigrammes; nous avons essayé, dans un cas, d'administrer 0 gr. 25
centigrammes; elle fut bien supportée, elle ne nous donna pas
d'ailleurs des résultats plus évidents que les doses moins fortes
de 0 gr. 20 centigrammes.

Nous pratiquons une injection au moment de l'accès, à dose
maxima, de façon à sidérer les hématozoaires et permettre leur
phagocytose plus aisée et rapide. Nous faisons ensuite, les deux
ou trois jours suivants, une deuxième injection de 0 gr. 05 centigrammes plus faible que la première. *(Voir les courbes
annexées.)*

Nous pensons qu'il est de bonne pratique de faire de la sorte
une série de trois à quatre injections tous les six jours, jusqu'à
disparition complète et définitive des accès.

Nous n'avons pas, jusqu'ici, trouvé de cas rebelles au composé
arsenical de MOUNEYRAT.

Nous n'avons point non plus, dans l'emploi prolongé et parfois
intensif que nous avons fait de l'*Hectine,* observé de phénomènes
toxiques d'aucune sorte; en aucun moment, les examens ophtal-
moscopiques répétés ne nous ont révélé de névrite optique; nous
n'avons jamais observé de paralysies, ni jamais le malade n'a

présenté de sécheresse de la gorge, de diarrhée, d'exanthèmes ou enanthèmes, ni aucun autre symptôme d'arsenicisme aigu.

Comme on le voit, l'*Hectine* possède de nombreux avantages, mais ce sont, en quelque sorte, des avantages négatifs et, à eux seuls, ils ne suffiraient pas à légitimer et à commander même son emploi, si elle n'en présentait d'autres que nous appellerons positifs. Ce sont sur ces derniers que nous allons porter maintenant toute notre attention et décrire minutieusement.

Les sels arsenicaux que nous avons étudiés dans notre travail font tous partie d'une seule et même catégorie; ce sont tous des composés organiques à molécules complexes. Or, de semblables préparations sont presque immédiatement utilisées par l'organisme, sans cependant exiger de lui un travail considérable d'élaboration pour pouvoir se répandre dans les tissus et y exercer son action; de plus, grâce à leurs principes actifs dissimulés, par conséquent non toxiques, elles peuvent, même introduites à fortes doses, réduire au strict minimum leurs effets nocifs sur les divers éléments anatomiques. Or, l'*Hectine* est un de ces composés organiques et il était possible de prévoir *a priori* les heureux effets de son emploi. On sait, d'après POUCHET, que « l'efficacité thérapeutique d'un composé mercuriel dépend uniquement de la quantité de Hg introduite en circulation dans l'organisme en un temps donné ». Il semblait que pour l'arsenic il en fût de même et que l'efficacité d'une préparation arsenicale devait être facteur de la quantité d'arsenic introduite en circulation dans l'organisme en un temps donné.

Il n'en est pas ainsi, cependant, et l'*Hectine,* composé organique à teneur arsenicale faible (elle ne contient que 19 0/0 d'arsenic, contrairement au cacodylate de soude et l'arrhénal qui en renferment 46 et 40 0/0), ne laisse pas d'avoir une efficacité remarquable, comme nous aurons l'occasion de le démontrer dans la suite. Nous dirons donc, avec DANLOS, que le pourcentage en arsenic d'une préparation arsenicale organique n'est qu'une « présomption d'efficacité qui ne suffit pas à assurer l'efficacité du produit ». On sait, d'autre part, que, dans le paludisme, la période fébrile ou des accès est suivie d'une période apyrétique marquée par une anesthésie généralisée avec anémie et hyponutrition accentuées, et c'est cette période qui porte le nom de cachexie paludéenne. Or, la décroissance graduelle des globules rouges, la fonte globulaire qui caractérise cette période cachectique et dans la détermination de laquelle la quinine n'est pas étrangère, est certainement enrayée sous l'influence du radical arsenic dissimulé dans la molécule organique du composé *Hectine.* Nous n'en voulons pour preuve que les résultats des examens de sang pratiqués à diverses reprises chez chacun de nos malades et fidèlement rapportés dans leurs observations. Toutes les fois, nous avons examiné le sang de ces paludéens au début de leur entrée dans le service et constamment, que les malades eussent été soumis ou non à la médication quinique, nous avons observé une oligohémie notable, et le pourcentage de l'hémoglobine était, dans tous les cas, inférieur à la normale. Le nombre des globules rouges qui atteint 5,000,000 à l'état normal n'était plus que de 2,690,000 dans l'Observation I, que de 2,300,000 dans l'Observation IV, que de 2,800,000 dans l'Observation IX. Ainsi qu'on le voit par ces quelques exemples, l'anémie globulaire était très avancée. Le nombre des leucocytes était encore en décroissance, et, au lieu de 7 à 10,000, chiffre normal, nous n'en n'avions que 4,600 dans l'Observation V, que 4,500 dans l'Observation VII, que 2,900 dans l'Observation IV. Le rapport globulaire et la valeur globulaire avaient subi aussi des variations parallèles aux précédentes. Les effets observés sur le sang, après la médication par l'*Hectine*, sont évidents. Pour plus de simplicité, prenons, par exemple, l'Observation IX, et, dans cette Observation, les résultats de l'examen du sang à l'entrée et les résultats de l'examen pratiqué quelques jours avant la sortie du malade (les variations intermédiaires seront constatées à la simple lecture de nos Observations personnelles). Nous voyons que l'hémoglobine était passée de 52 0/0 à 97 0/0; que le chiffre des hématies, au lieu de 2,800,000 constaté à l'entrée, atteignait, à la sortie, 5,700,000; que le nombre des leucocytes était devenu normal et s'élevait à 12,000 quand il était de 3,200 seulement à l'entrée. Nos autres Observations apportent des preuves analogues et nous pensons qu'il n'est plus besoin d'insister sur ces bons effets de l'*Hectine* sur le sang. *(Voir le tableau ci-contre.)*

Ces effets heureux de la multiplication des éléments figurés du milieu intérieur nous amènent à parler de l'action de l'*Hectine* sur l'hématozoaire, élément anormal du sang impaludé. On sait, et le Professeur A. GAUTIER l'a depuis longtemps parfaitement démontré que les composés organiques et particulièrement les composés arsenicaux se fixant de préférence sur les leucocytes, ceux-ci se multiplient et accroissent leur activité de façon à neutraliser l'effet toxique de ces composés. Or, cette hyperleucocytose produite est une épée à double tranchant : en même temps, en effet qu'elle permet aux éléments cellulaires, moins armés contre les toxiques que les leucocytes, de rester indemnes et de conserver leur intégrité anatomique et physiologique, elle détermine la phagocytose des éléments anormaux du sang, représentés, dans le cas qui nous occupe, par les hématozoaires de Laveran.

Nous pensons donc que l'*Hectine* n'est pas un antiseptique vis-à-vis du protozoaire de Laveran, mais qu'elle agit contre lui en excitant les fonctions défensives de l'organisme et plus particulièrement la phagocytose. Des expériences ultérieures, que nous publierons dans la suite, viendront probablement con-

# EXAMENS HÉMATOLOGIQUES

## AU DÉBUT DU TRAITEMENT PAR L'*HECTINE*

| OBSER-VATIONS | HÉMO-GLOBINE 0/0 | HÉMATIES PAR M/MC. | VALEUR GLOBULAIRE | LEUCOCYTES PAR M/MC. | RAPPORT GLOBULAIRE |
|---|---|---|---|---|---|
| II | 48 | 2,690,000 | 0,899 | 4,800 | 1/654 |
| III | 58 | 3,450,000 | 0,840 | 4,200 | 1/821 |
| IV | 67 | 4,150,000 | 0,809 | 5,000 | 1/830 |
| V | 45 | 2,300,000 | 0,978 | 2,900 | 1/793 |
| VI | 53 | 3,500,000 | 0,757 | 4,600 | 1/760 |
| VII | 56 | 3,700,000 | 0,756 | 6,500 | 1/569 |
| VIII | 57 | 3,900,000 | 0,730 | 4,500 | 1/866 |
| IX | 56 | 3,700,000 | 0,756 | 5,000 | 1/740 |
| X | 52 | 2,800,000 | 0,928 | 3,200 | 1/875 |

## A LA FIN DU TRAITEMENT PAR L'*HECTINE*

| OBSER-VATIONS | HÉMO-GLOBINE 0/0 | HÉMATIES PAR M/MC. | VALEUR GLOBULAIRE | LEUCOCYTES PAR M/MC. | RAPPORT GLOBULAIRE |
|---|---|---|---|---|---|
| II | 98 | 5,950,000 | 0,823 | 6,800 | 1/875 |
| III | 95 | 5,550,000 | 0,855 | 9,500 | 1/584 |
| IV | 88 | 5,300,000 | 0,830 | 9,200 | 1/565 |
| V | 92 | 5,200,000 | 0,884 | 8,300 | 1/626 |
| VI | 96 | 5,300,000 | 0,905 | 10,500 | 1/504 |
| VII | 85 | 1,150,000 | 0,827 | 11,000 | 1/468 |
| VIII | 88 | 5,000,000 | 0,880 | 12,000 | 1/416 |
| IX | 85 | 4,800,000 | 0,881 | 8,800 | 1/545 |
| X | 97 | 5,700,000 | 0,850 | 12,000 | 1/475 |

firmer cette hypothèse. D'ailleurs, nous avons pu constater que la diminution des hématozoaires était exactement parallèle à l'accroissement numérique des globules blancs et non à la dose plus ou moins forte d'*Hectine* introduite dans l'organisme impaludé. Nous avons, en effet, signalé plus haut qu'avec des doses fortes, nous n'avions pas obtenu des effets antiparasitaires sensiblement meilleurs; c'est que nous n'avions pas observé une leucocytose plus rapide, nous penserions même que des doses exagérées d'arsenic finiraient bientôt par inhiber l'activité phagogène et reproductive des leucocytes, permettant ainsi au protozoaire de reprendre son action dhémoglobinisante et déglobulisante au premier chef.

Il semble donc exister une arsénicisation limite de l'organisme impaludé, qu'il faut d'emblée atteindre, mais ne point dépasser, sous peine d'être nuisible en voulant être utile.

Les insuccès obtenus avec la médication arsenicale et les résultats si divers rapportés par de nombreux cliniciens nous semblent dus à ce que ces derniers, ne tenant pas compte des susceptibilités individuelles, des réactions spéciales à chacun des malades confiés à leurs soins, aient voulu appliquer à tous une même formule mathématique d'arsénicisation. Voyant chez quelques-uns d'entre eux des insuccès, ils ont accusé immédiatement l'instrument, quand ils eussent dû faire des reproches aux instrumentateurs, c'est-à-dire à eux-mêmes, ou bien, convaincus de l'action parasiticide du métalloïde et seulement de celle-là, ils ont franchi d'un bond les doses usuelles, et pris en quelque sorte « d'une folie arsenicale » ont d'un coup violent intoxiqué l'organisme et annihilé ses défenses.

L'action antiparasitaire du composé arsenical de Mouneyrat nous paraît nette. Dans la plupart de nos Observations, les hématozoaires ont disparu presque entièrement après une seule injection; dans aucun des cas, nous n'avons retrouvé d'hémamibes après le troisième jour. L'*Hectine* a agi sur les formes jeunes et moyennes avec une grande efficacité, la forme en croissant a résisté un peu plus longtemps, et dans un de nos cas (unique, il est vrai) nous avons retrouvé des croissants après le cinquième jour; ils avaient disparu au septième. Les parasites de la tierce, de la quarte, ont parfaitement été sensibles à l'action de la médication aminophénylarsinique.

Nous avons négligé de faire la numération des hématozoaires, entreprise au début de nos expériences, parce que celles-ci ont été, dès le début, si complètement démonstratives qu'elles n'exigeaient pas ce supplément d'information.

L'action antipyrétique de l'*Hectine* est tout aussi remarquable. Il suffit d'examiner quelques-unes de nos courbes pour s'en rendre un compte évident. Dans l'Observation I, après l'injection de 0 gr. 20 centigrammes d'*Hectine*, la température à 39°6, à six

heures du soir, descendait à onze heures, c'est-à-dire cinq heures
après, à 39°; à cinq heures du matin, le lendemain, elle n'était
plus que de 38°; enfin, ce même jour, à neuf heures du matin, elle
était de 36°8. La fièvre ne reparut plus que neuf jours plus tard.
La décroissance thermique s'était produite de façon régulière
et l'apyrexie survenue se maintenait durant un temps assez long.
Le deuxième accès du 9 décembre, chez ce même malade, fut
vaincu par une dose moindre de 0 gr. 15 centigrammes, mais pas
aussi efficacement, puisque, le lendemain et le surlendemain de
l'administration de *l'Hectine*, la température du matin fut encore
de 37°6 et de 38.° Malgré cela, la fièvre reprenait le 21, une administration de 0 gr. 20 centigrammes, cette fois, donna aussitôt
une apyrexie complète et définitive.

L'injection durant trois jours de 0 gr. 10 centigrammes *pro
die* nous parut une bonne précaution; l'avenir devait nous donner
raison, car le 16 janvier, soit vingt-six jours après les derniers
accès, la fièvre n'avait plus reparu.

Dans l'Observation III, où nous avons eu la bonne fortune
d'observer une fièvre quarte (forme très rare en Tunisie), l'action
antithermique est tout aussi apparente. Le premier accès apparaît
le 20; suivant le conseil de CHOMEL, nous observons l'expectative;
un deuxième accès se produit le 23, qui nous permet de caracté-
riser le type fébrile. Troisième accès le 26. Cette fois, nous agis-
sons et faisons dans la masse fessière une injection de 0 gr. 15
centigrammes *d'Hectine*. La température tombe, le lendemain,
à 36°; cette chute n'a rien d'intéressant puisqu'elle se fût produite
spontanément. Remarquons, toutefois, que la chute thermique
fut plus complète de quelques dixièmes que les chutes des accès
précédents. Mais ce qu'il y a de plus précieux, l'accès attendu le
29 ne se produit pas et le malade reste apyrétique jusqu'au 11 décembre, soit durant quinze jours. Le 11, nouvel accès, même
traitement, mêmes résultats heureux; mais cette fois, l'apyrexie
reste définitive ou tout au moins se maintient longtemps encore.
Les autres Observations sont, au point de vue que nous venons
d'envisager, tout aussi instructives. Il nous semble inutile d'insister, leur seule lecture plaidera pour l'efficacité vraiment remarquable du composé de MOUNEYRAT tout aussi bien que la discus-
sion que nous en pourrions entreprendre.

Quelle est maintenant l'influence de *l'Hectine* sur les organes,
tels que le foie et la rate si souvent lésés dans l'infection malarienne.

Comme nous l'avons signalé déjà, nous avons constaté que,
dans tous nos cas, le foie et la rate avaient rapidement diminué
de volume et s'étaient contractés; ces changements physiques
concordaient d'ailleurs, avec les signes « fonctionnels » dénotés
par l'examen des urines d'une part, par les examens de sang
d'autre part.

L'examen des urines nous fit découvrir, en effet, dans l'Observation V, la présence de pigments biliaires; or, ces pigments biliaires, facteurs d'une insuffisance hépatique relative, disparurent des urines en même temps que le foie revint à son volume normal. La splénomégalie disparut en même temps que la leucopoïèse défensive se fit plus active. En un mot, l'*Hectine* régénère les cellules hépatiques, décongestionne la rate et obtient à elle seule les mêmes résultats que l'opothérapie hépatique et splénique associés. Mais l'*Hectine* a encore une action bienfaisante sur le rein et la nutrition en général, comme le prouvent bien l'augmentation de la diurèse et l'élimination plus abondante des chlorures et de l'urée. Prenons comme exemple l'une quelconque de nos Observations, l'Observation VI, par exemple, qui est celle d'un enfant de douze ans. Nous constatons que la quantité totale des urines de vingt-quatre heures, évaluée à 750 grammes le 4 décembre, monte à 840 grammes le 14 décembre, et atteint, le 24 décembre, 1.350 grammes. La quantité totale des chlorures atteint dans les vingt-quatre heures, le 4 décembre, 4 gr. 06 centigrammes; elle est à 6 gr. 02 centigrammes le 14 et à 8 gr. 03 centigrammes le 24 décembre. De même, pour l'urée totale qui, le 4 décembre, est à 8 gr. 08 centigrammes pour passer, le 14 décembre, à 9 gr. 05 centigrammes et enfin atteindre, le 24 décembre, 14 gr. 09 centigrammes. Nos autres Observations sont toutes aussi éloquentes. *(Voir le tableau, page 47.)*

Le tableau ci-joint montre les variations du poids de nos malades qui a considérablement augmenté après les injections d'*Hectine*. Son examen est assez démonstratif pour que nous puissions nous dispenser d'entrer dans de plus amples détails.

## VARIATIONS DU POIDS AVANT ET APRÈS LE TRAITEMENT PAR L'*HECTINE*

| OBSERVATIONS | POIDS A L'ENTRÉE | POIDS A LA SORTIE | GAIN |
|---|---|---|---|
| II | 65 kil. | 68 kil. 5 | 3 kil. 5 |
| III | 56 kil. | 64 kil. | 8 kil. |
| IV | 54 kil. | 63 kil. 5 | 9 kil. 5 |
| V | 59 kil. | 67 kil. 4 | 8 kil. 4 |
| VII | 27 kil. | 32 kil. 3 | 5 kil. 3 |
| VIII | 23 kil. | 28 kil. | 5 kil. |
| IX | 18 kil. | 23 kil. 2 | 5 kil. 2 |
| X | 54 kil. | 69 kil. | 15 kil. |

# COMPOSITION DES URINES

## AU DÉBUT DU TRAITEMENT PAR *L'HECTINE*

| OBSERVATIONS | RÉACTION | COLORATION | PHOSPHATÉS | SUCRE | ALBUMINE | CHLORURES des 24 heures | URÉE des 24 heures | QUANTITÉ des 24 heures | PIGMENTS ANORMAUX |
|---|---|---|---|---|---|---|---|---|---|
| | | | | | | gr. | gr. | gr. | |
| II | acide | jaune foncé | en quantité moyenne | » | » | 12 | 15 | 1,500 | pigment rouge-brun |
| III | alcaline | jaune clair | en petite quantité | » | » | 10 | 12 | 1,400 | » |
| IV | neutre | foncée | abondants | » | traces | 8 | 10 | 1,300 | » |
| V | acide | claire | abondants | » | traces | 4,2 | 10,5 | 1,100 | R. de Gmelin positive |
| VI | acide | citrine | abondants | » | » | 3,2 | 5,4 | 620 | » |
| VII | alcaline | jaune paille | abondants | » | » | 4,6 | 8,8 | 750 | » |
| VIII | acide | brun foncé | abondants | » | » | 2,7 | 4,7 | 320 | R. de Gmelin positive |
| IX | alcaline | claire | » | » | » | 2,5 | 4,3 | 620 | » |
| X | acide | claire | abondants | » | traces | 5,7 | 8,2 | 830 | » |

## A LA FIN DU TRAITEMENT PAR *L'HECTINE*

| OBSERVATIONS | RÉACTION | COLORATION | PHOSPHATES | SUCRE | ALBUMINE | CHLORURES des 24 heures | URÉE des 24 heures | QUANTITÉ des 24 heures | PIGMENTS ANORMAUX |
|---|---|---|---|---|---|---|---|---|---|
| | | | | | | gr. | gr. | gr. | |
| II | alcaline | citrine | » | » | » | 17 | 29 | 2,200 | » |
| III | alcaline | claire | » | » | » | 15 | 23 | 2,300 | » |
| IV | neutre | claire | » | » | » | 14,5 | 26,9 | 2,100 | » |
| V | alcaline | claire | » | » | » | 17,7 | 29,6 | 2,200 | » |
| VI | alcaline | claire | » | » | » | 9,1 | 13,6 | 1,200 | » |
| VII | alcaline | claire | » | » | » | 8,3 | 14,9 | 1,500 | » |
| VIII | alcaline | claire | » | » | » | 8,7 | 14,9 | 1,350 | » |
| IX | alcaline | claire | » | » | » | 9,2 | 14,5 | 1,200 | » |
| X | alcalins | claire | » | » | » | 11,5 | 23,6 | 2,300 | » |

Ainsi donc, des résultats obtenus que nous venons d'énumérer, on peut conclure, sans trop risquer de s'aventurer, que l'*Hectine* a une influence considérable, éminemment stimulante et tonifiante sur tout l'organisme.

Nous aurons donc, en l'*Hectine,* une ressource précieuse, grâce à laquelle il nous sera permis d'influencer favorablement et sans actions nocives accessoires les processus nutritifs, et en augmentant l'énergie vitale des cellules et leur force de résistance, de débarrasser l'organisme des parasites qui l'assiègent.

Ainsi, l'*Hectine,* par son action antiparasitaire, ses effets antithermiques, son action éminemment bienfaisante sur la régénération du sang et tous les processus nutritifs généraux, est appelée à prendre, au même titre que la quinine, une place importante dans la thérapeutique antimalarienne. Le corps du D<sup>r</sup> MOUNEYRAT est d'autant plus à recommander qu'il est à peu près inoffensif et d'un maniement extrêmement commode; les injections sont, en effet, toujours indolores et parfaitement tolérées.

MODERNE IMPRIMERIE, 9, RUE ABEL-HOVELACQUE, PARIS.